大是文化

手術室裡的小綠人

麻醉後、恢復前，我們在忙什麼？
這裡需要讀心與高速換檯，
一個只有自己人的工作日常。

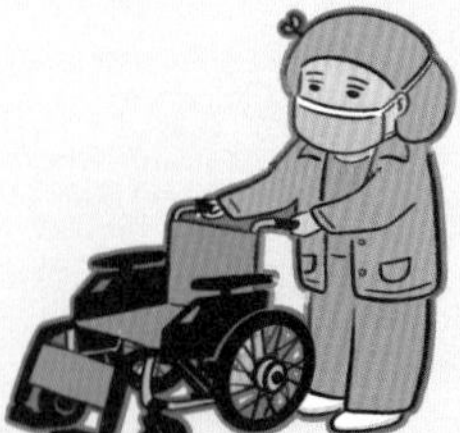

擔任長庚醫院手術室護理師 7 年，
臉書「手術室小綠人」粉專版主
手術室小綠人
Apple◎著

CONTENTS

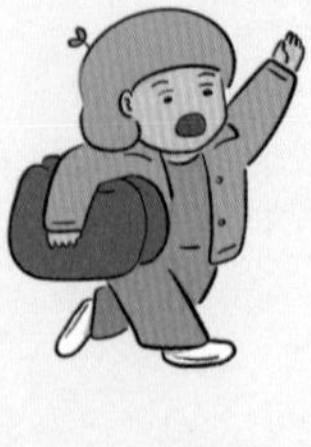

第3章

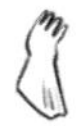

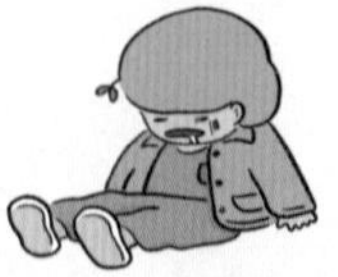

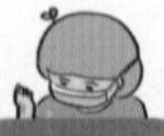

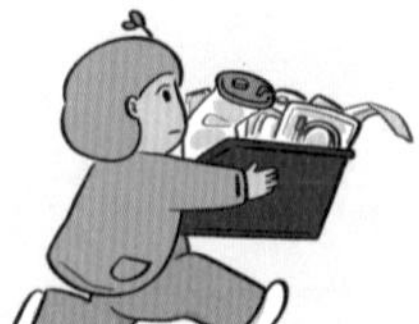

聯合推薦

從手術室護理師的角度出發，細膩而真誠的描繪出開刀房的日常，充滿平時隱藏在忙碌背後的小故事與人情味。Apple用她細緻可愛的插畫，描繪手術室裡那些鮮為人知的瞬間。我曾與作者Apple見過幾次，她認真又有才華的模樣，總讓人印象深刻且溫暖。這是一本值得慢慢品味的書，恭喜Apple出書！

——臉書「酷勒客—Clerk的路障生活」粉專版主／不點醫師

如同藥局有外人無法進入的結界，手術室更是一般人難以輕易踏足的領域，因為感染管控，其他醫療人員進不去，病人進入也大都是昏迷的狀態。原本不為人知的手術室故事，現在有手術室小綠人Apple帶你一探究竟，藉由本書揭開手術室內的神祕面紗。

——藥師圖文作家／米八芭

很高興能幫Apple推薦她精彩的圖文書《手術室裡的小綠人》。過去臺灣民眾對於護理師的印象，就是「白衣天使」，但不知道其實在各大醫院的手術室裡，還有一群默默為大家的健康而努力的開刀房護理師，就是「手術室小綠人」。開刀房是白色巨塔裡的神祕部門，大部分民眾都無法窺得其全貌（因為大都被麻醉了），但裡面其實有許多醫療人員在與死神拔河，充滿生老病死，也有許多令人噴飯的趣味故事，這本好書值得推薦。

——《醫院也瘋狂》作者／林子堯

用溫暖可愛的畫風與細膩真摯的筆觸，帶我們走進鮮少被提及的手術室世界，揭開手術房護理師的日常點滴。Apple不僅生動描繪了手術室內大大小小的故事，更以輕鬆易懂的方式，讓讀者了解護理師在協助醫師、安撫病患情緒，以及維持手術平衡中的重要角色。不僅還原了手術房的真實樣貌，也展現了「小綠人」們冷靜與柔軟兼具的專業風采，既幽默又溫馨，是一部能深刻打動人心、提升大眾認識的佳作。

——臉書「於是空白」粉專版主／於是空白

最初在臉書上看到「手術室小綠人」粉專，漫畫總能讓我會心一笑，覺得親切又有趣，心想，這絕對是一位在開刀房扎扎實實工作過，又會畫畫的護理師，後來得知，作者 Apple 果真在長庚醫院開刀房工作了七年之久。想知道開刀流程和開刀房裡面發生的大小事嗎？看這本書就對了！一定要跟大家分享，廖大叔最喜歡的書中插畫是「醫師的道謝都很實際」和「代接電話禁用娃娃音」，完全真實描寫，令人忍俊不禁啊。

——臺中榮民總醫院神經外科醫師／廖致翔

作者序

我是手術室裡的小綠人

白色制服、護士鞋，將頭髮乾淨俐落的梳成包頭，為病人打針、換藥，照顧病人和家屬的大小事情，這是大部分人對護理師的印象。其實，在護理系畢業考取執照之後，護理師可以選擇的工作很多，並不侷限於照顧病患的角色。其中一個科別是大家不太會注意到、連在學校也只是選修學分科的手術室護理。

手術室護理師的工作和病房護理師不一樣，我們協助醫師順利完成手術、執行醫囑；照顧病人麻醉前和麻醉後的情緒，及維持身體舒適；不是穿白色制服的白衣天使，我們是「手術室裡的小綠人」。

所謂小綠人，是泛指在手術室裡工作的醫護人員，因為衣服、褲子、拋棄式帽子都是綠色的。手術時，醫護人員專注看著紅色鮮血，很容易出現「視覺疲勞」，如果長時間盯著看，還可能造成眼睛對紅色細節的分辨能力下降，這時若把目光轉到「白袍」上，很容易產生殘影，亦即「視覺暫留」，因此手術室醫師通常不穿白色。

選擇綠色，是由於綠色為紅色的互補色，可提高眼睛對「血色」的敏感度，且能達到放鬆效果，減緩視覺疲勞，所以手術服、刷手服以及手術室內的牆面，都會優先採用綠色或藍色。

國中開始用插畫說生活故事

我畢業於長庚科技大學護理系，曾在林口長庚紀念醫院擔任手術室護理師七年，主要執行骨科相關的手術。我從小喜歡畫畫和藝術，曾經想當漫畫家或美術老師，護理師原本不在我的職業考慮範圍內。記得國中時班導師規定，每天都要在聯絡簿上寫生活日記。我總覺得文字無法明確表達想描述的畫面，便嘗試用插圖、漫畫來「畫」日記。原本只有班導會看我的聯絡簿，開始在聯絡簿上畫畫後，連同學都變成我的讀者，還給了很多正面回應，是我喜歡用插畫說生活故事的起點。

雖然喜歡畫畫，但考量到念藝術相關科系未來出路有限，成績也無法考進能當上美術老師的學校，最後在選填高中志願時，還是務實的選擇了以學習技術、就業導向的護理科系。

當時我對護理完全沒有概念，只知道未來的工作就是在醫院照顧病患，是長輩口中的「鐵飯碗」。我一邊學習一邊摸索，每一次實習結束都會問自己：「我真的適合嗎？我喜歡這樣的工作嗎？」雖然沒有答案，但心裡的目標始終不變，就是希望擁有穩定工作後，能夠繼續自己的興趣，而考試、實習、考取護理師證照等，都是讓我達成目標的任務。

逃離病房地獄，踏進手術室

護理科系培育的學生都以照護病人為主，學習評估及診視病人、執行醫師的醫囑，並保持獨立性思考，直接照顧一個生命個體。而手術室護理則專注在執行手術上的各個細節、在手術團隊中互相合作，推動手術進行。雖然都是以病人為中心，工作內容和以往所學完全不一樣。

我從沒想過自己會在手術室裡工作，甚至在拿到「手術室護理學」的選修學分之後，就把課本送給學妹和拿去回收了（連課本怎麼消失的都忘了）。不僅如此，還常聽老師或學姊們對於手術室工作持負面看法，像是「一畢業就進去手術室，以後出路會很窄，要轉換跑道很難」、「手術室就是幫醫師拿器械、打護理紀錄而已，學不到東西」。

在這樣的說法、氣氛影響之下，我便一直抱持著：「去手術室工作就是沒有遠見；手術室是一個沒有護理溫度的地方。畢業就是要實踐所學，我要去病房照顧病人！」的熱血想法，在最後一次實習兼就業選填科別志願時，我將骨科病房作為第一志願，成為骨科病房的培訓護理師。

理想總是比現實美好。尤其當你本來就預想會在十八層地獄般煎熬，現實又再把你丟入比十八層地獄更深的深淵。

我在骨科病房工作不到三週，就壓力大到想就地離職，因為臨床上的工作量和實習時的落差實在太大。實習時我們只要照顧一位病人，文書作業、衛教活動、排定檢查和手術的準備等，也都只需完成一位病人的分量就好，而且過程中有老師的庇護和提醒；但臨床獨立作業時，**一位護理師要照顧至少六位病人（若是大夜班，最多需照顧十八位病人）**，還要隨時應變病人突發狀況，工作量激增。再加上實習時沒有訓練過打靜脈留置針（放置在靜脈中的短針具，讓藥物或營養物質由此施打至血液中，約三到四天更換一次）、抽血的技術，第一次操作就直接面對病人，而不是練習對象，每一次我都緊張到無法順利執行，也沒有自信爭取練習的機會，就這樣每況愈下。

當時醫院有工作前三個月期間要與主管面談的制度，面談時主管問我：「要不要去和病房性質不同的單位，像是手、術、室？」由於急於離開病房地獄，但又想留在醫學中心（衛生福利部醫院評鑑的最高評級，具有研究、教學訓練、精密診斷等多種功能）工作的自尊心作祟，以前聽說的那些「手術室護理師沒有遠見」、「手術室沒有護理溫度」都成為浮雲，我想給自己機會試試看，就這樣踏進了手術室，從此就愛上了這裡。

一個近乎只有「自己人」的地方

早在念護理系時的十幾次病房實習經驗，我就明顯感覺到，除了精神科之外，手術室是另一個和病房很不一樣的地方。相較於民眾可以自由走動的病房、急診室和門診區域，手術室為了感染控制，出入皆有管制及門禁，對醫護人員來說，是一個近乎只有「自己人」的地方，工作氣氛似乎沒那麼嚴肅。

手術室裡的醫師，脫下白袍、穿著綠衣，好像就少了「醫師人設」，不用時時維持接待病人的親切笑臉，可以放鬆的打瞌睡、聊天，甚至打赤腳。而踏上手術檯後，醫師就是專注於手術的開刀機器，隨著手術狀況起伏轉換不同的情緒和人格。

舉凡需要動刀的科別都屬於外科，診斷、追蹤、用藥治療的屬於內科，醫護人之間便出現了「**科別代表個性**」的說法。由於動手術需要快、狠、準，時間分秒必爭，而診斷和追蹤則需要細心釐清、彙整所有可能的病因，兩者明顯有激進與沉靜的差異，所以我們常說，走外科的人脾氣都不太好，急躁、沒耐心且無法等待，喜歡工作步調快的人通常都會選擇外科。

封閉的手術室讓醫護人員較能輕鬆做自己，大家也習慣承接彼此毫無保留的情緒狀態，直來直往便成了手術室獨有的「外科人氣質」。屬於外科的小綠人，就必須具備外科的快步調節奏和果決，同時也要有包容急躁外科人的柔軟，才能維持手術室工作及氣氛的平衡。

例如，每間手術房內牆上都有電子鐘，顯示時間及病人接受麻醉的時長，醫師在手術中會不時的抬頭看鐘，計算還有多少時間完成手術、後面還有多少檯等著開，像在趕行程一樣，踱步和不時看時鐘的動作，讓所有人都感染了他的急躁。

有時護理師只是遲了一秒才反應，或是電話鈴聲響太久沒人接聽，醫師都會不耐煩發出「嘖嘖」聲音，容忍錯誤的閾值變得非常低。若是遇到病人需要急救還會變本加厲，對話都像在互相叫罵嘶吼，尖銳的用語很容易讓人玻璃心碎滿地，但也確實讓急救過程更有效率。

醫療工作者經常有正經及幽默的反差，加上手術室這個獨特的工作環境，讓我常常在想：「這裡這麼有趣，只有待過的醫護人員才知道，太可惜了！」於是開始像寫日記一樣，把上班時觀察到的人與事用插畫記錄下來，從有趣的醫師同事，到我對手術的好奇心，組成一本有一點正經、還有一部分嘮叨和碎念的工作筆記。

剛開始我只是把手繪的插圖日記翻拍上傳到臉書（Facebook）的個人相簿裡，同事會在圖片下留言討論我畫的內容，在社群軟體的演算法之下，漸漸有不同單位的朋友經由插圖認識我。

有天一位醫師問我：「你這麼喜歡畫圖，怎麼不創個粉絲專頁？」因為這個無心插柳的提議，我開始著手創立粉專，起初覺得穿綠衣服的人們穿梭在各個手術房，很像勤勞的工蟻在蟻窩間穿梭的樣子，想取名為「手術室的綠螞蟻」，但又不喜歡螞蟻勞碌的形象，便改成「手術室小綠人」一直沿用到現在。

接下來就讓我用手術室小綠人的視角，帶大家認識這個只有自己人的地方裡發生的事。

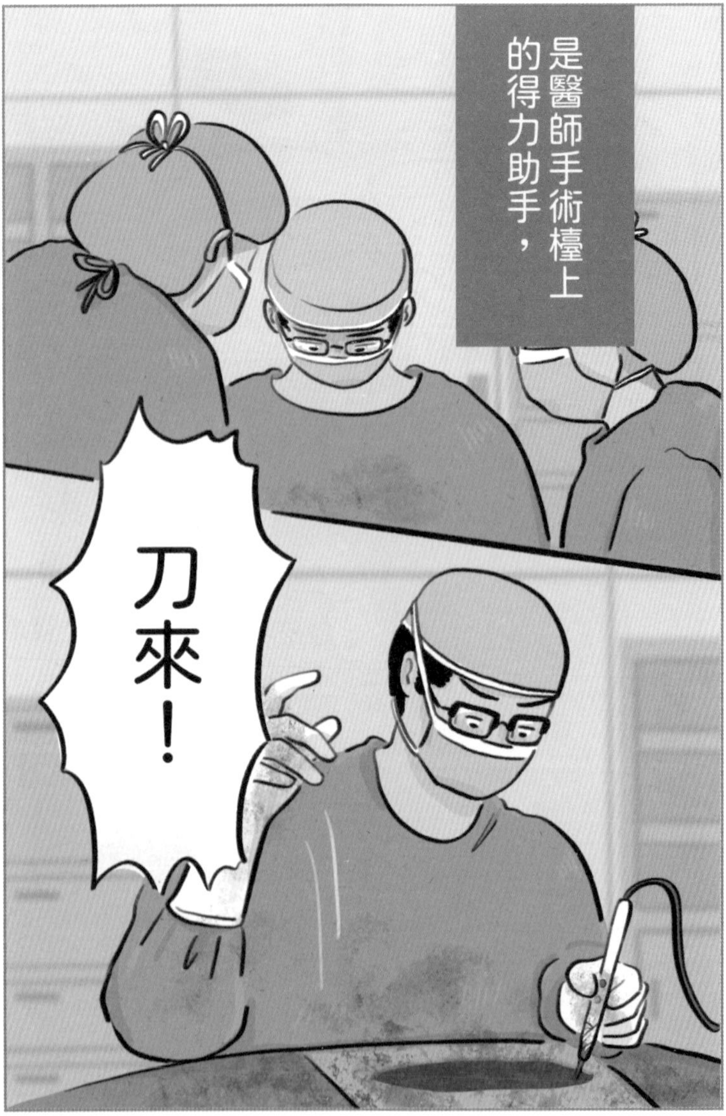
是醫師手術檯上的得力助手，
刀來！

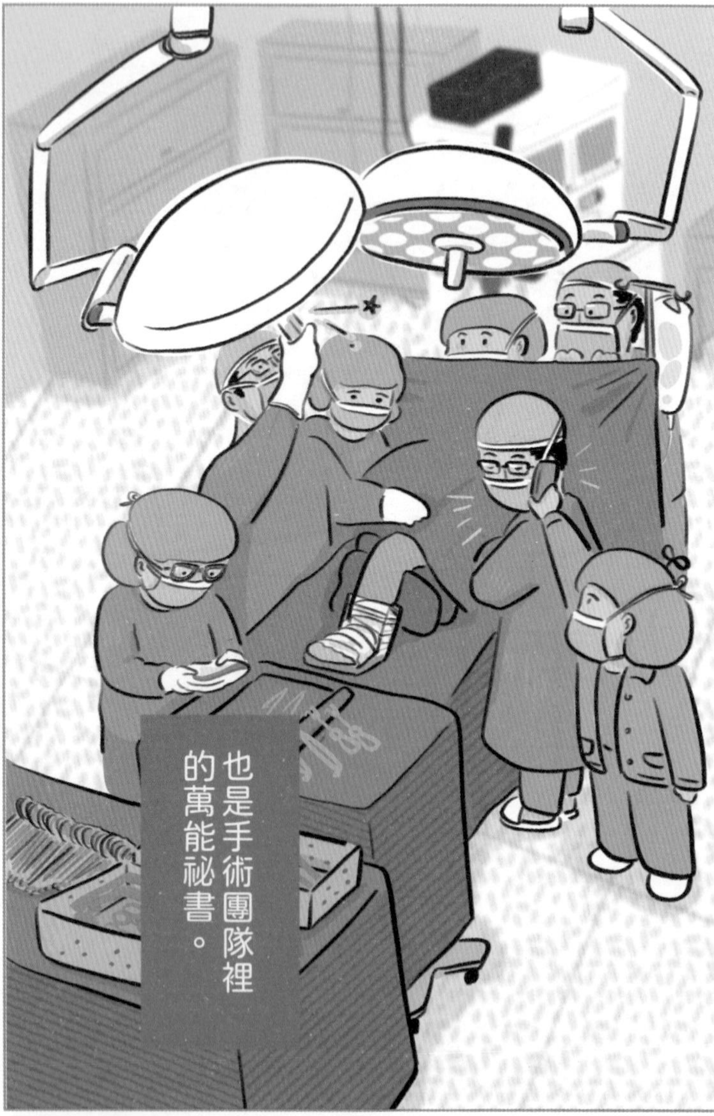
也是手術團隊裡
的萬能祕書。

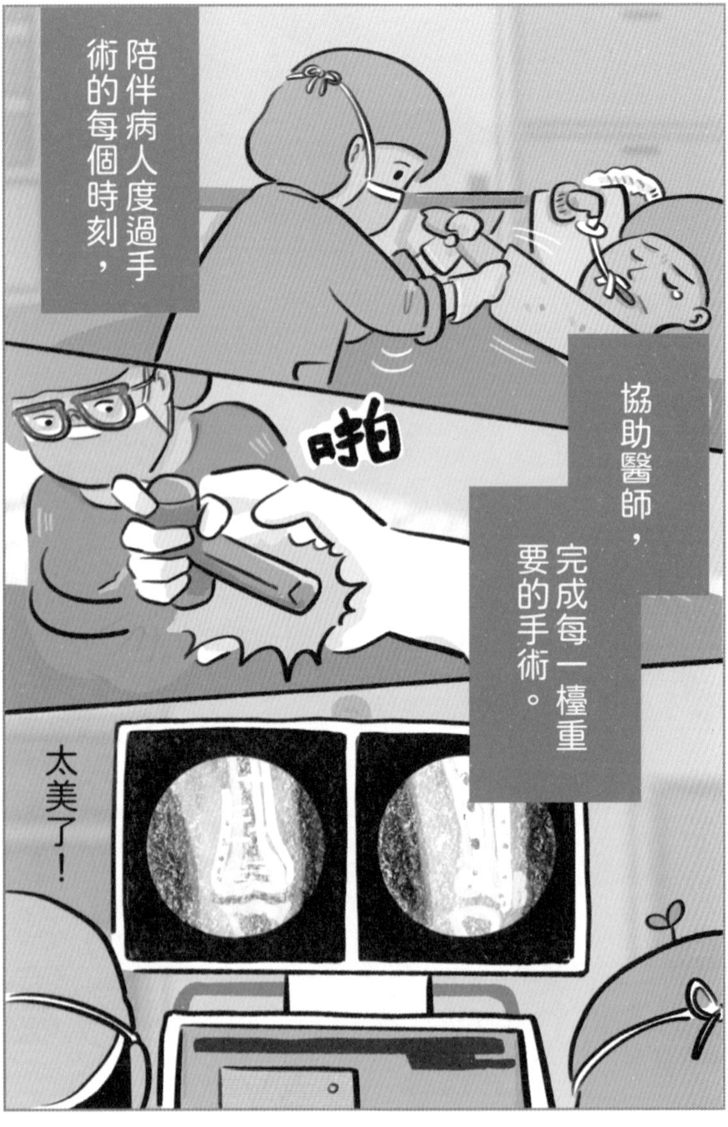
陪伴病人度過手
術的每個時刻，
啪
協助醫師，
完成每一樁重
要的手術。
太美了！

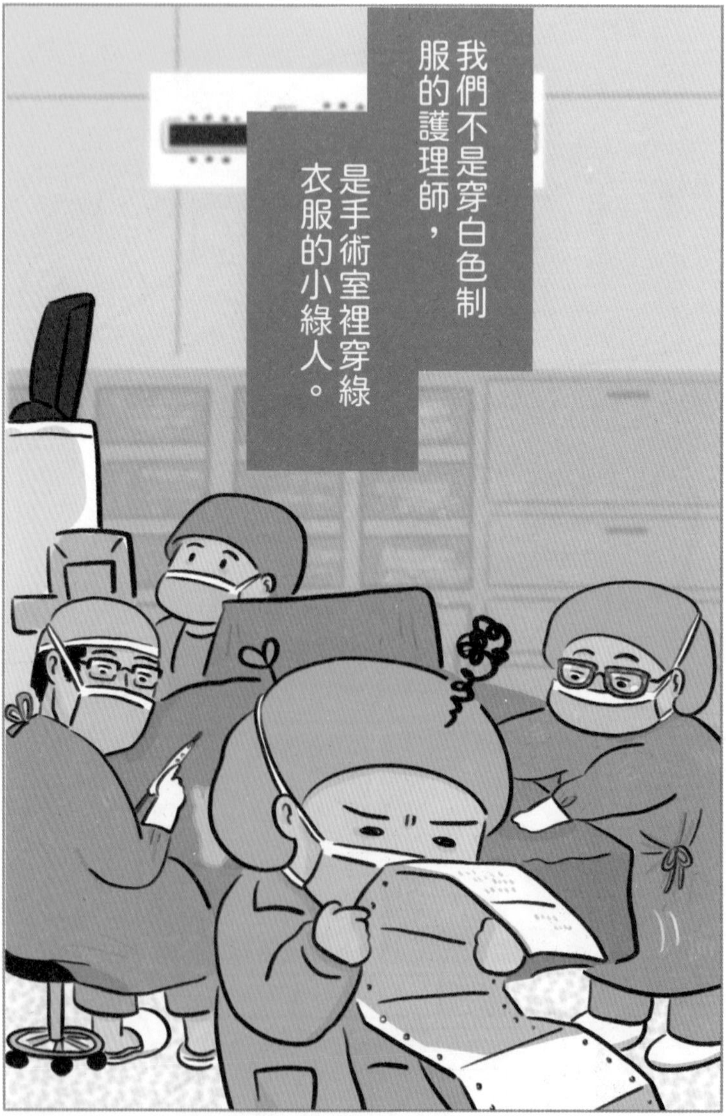
我們不是穿白色制服的護理師，
是手術室裡穿綠衣服的小綠人。

第 1 章

手術室裡的小綠人

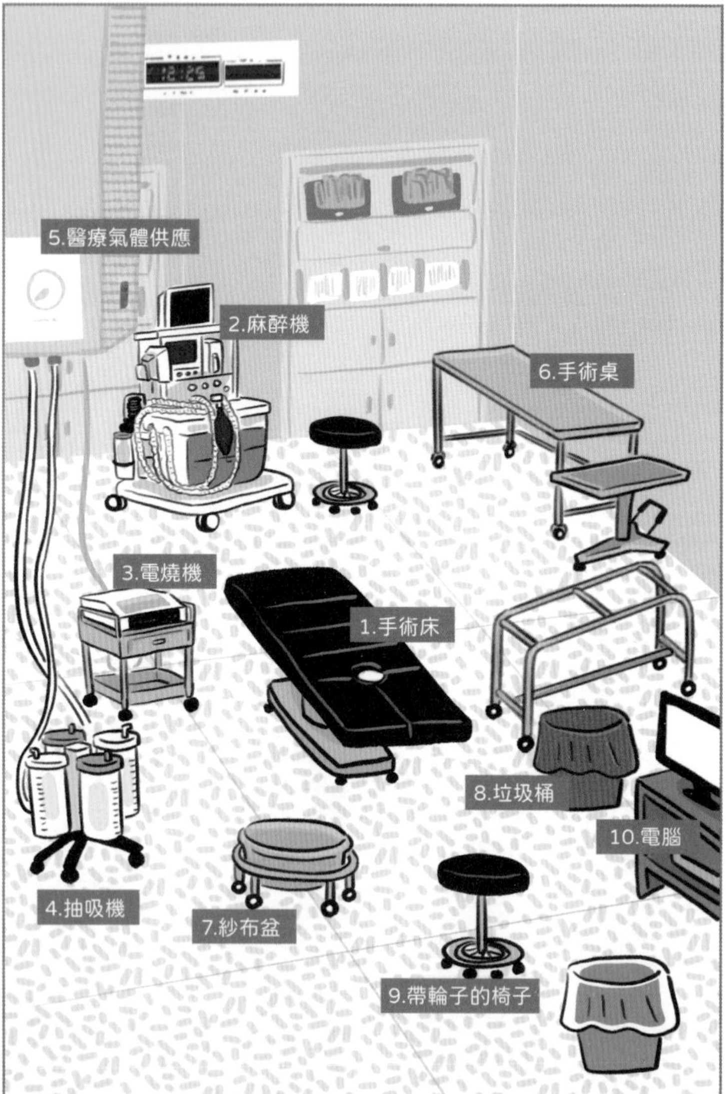
5.醫療氣體供應
2.麻醉機
6.手術桌
3.電燒機
1.手術床
8.垃圾桶
10.電腦
4.抽吸機
7.紗布盆
9.帶輪子的椅子

01 刀房分工細，刷手是基本

一場手術，不是在病人進入手術室後才開始，而是在手術的前一天便開啟流程。首先，醫師會在前一天到病房探視病人，並在要下刀的部位標記，然後病房護理師會替病人打上點滴，提醒午夜後開始禁食，不能吃東西，也不能喝水，因為胃部如果有食物和液體，麻醉過程中容易逆流至氣管造成吸入性肺炎，而吸入性肺炎可能導致呼吸衰竭，甚至危及生命。

手術日當天，病人要去除身上的衣物、飾品、護身符等，連內衣褲也要脫掉，只能穿病人服，由傳送人員（醫院裡負責帶病人至手術室或各檢查室的工作人員）接送至等候室，再由麻醉科護理師、流動護理師接手，確認身分及同意書等各個細項無誤後，才會將病人接入手術室。

接著會由麻醉科醫師及護理師給予藥物及氧氣，待病人睡著後放置呼吸管，然後在麻醉科護理師的監控之下，整個團隊開始進行手術。手術完成之後，再由麻醉科醫師拔除病人的呼吸管，待病人狀態穩定後，流動護理師與麻醉科護理師會一起將病人送至恢復室觀察，最後才會回到病房休息。

一個手術室裡會有好幾間手術房（有時暱稱為「刀房」），以我之前任職的長庚醫院來說，就有將近一百間手術房，是全臺灣手術房最多的醫院。每一間手術房都是一個工作單位，團隊包含主治醫師、住院醫師、刷手護理師、流動護理師、麻醉科醫師及麻醉科護理師，若是需要一些機動性的幫手時，會再增加幾名住院醫師或是專責護理師，因此**一場手術多半會有六至八位醫護人員**。

刷手護理師，傳遞器械給醫師

刷手護理師常被簡稱為「刷手」，是我們進手術房後第一個學習站，主要工作是在無菌的手術檯上傳遞器械給醫師，由於上手術檯前都一定要執行刷手技術，所以稱為刷手護理師。

這個職位必須熟記各器具的名稱、用法、不同手術的基本流程，依照不同醫師的習慣提供「客製化」的跟刀方式，隨時注意手術進行到哪個步驟，必須在醫師喊出器械前就先準備好，維持過程流暢進行。取下的任何組織、臟器都要清楚標示，還要掌握所有可能遺留在病患體內東西的去向，像是器械上的零件、紗布塊、針頭、刀片等，**是一個需要高度專注力的工作**。

擔任刷手一至兩年，熟悉流程後，會開始訓練流動護理師的職務，也可能依照各個科別調整訓練的順序，像是心臟外科或移植等重大手術，就需要經驗豐富的刷手，不適合讓才上任幾個月的刷手跟刀，因此訓練的先後順序和時長彈性很大。

流動護理師，擅長時間管理

相對於刷手護理師負責手術檯上的工作，流動護理師（簡稱為「流動」）負責手術檯下的準備，如果說刷手護理師需要善於手術桌上的整理術，流動護理師就要擅長時間管理。

流動不僅要關注眼前的手術，還必須掌握手術房裡一整天預計的流程，並在每個手術開始前，準備好預計會使用到的醫療材料、器械工具、植入物、儀器設備等。病人麻醉後，流動要與醫師一起將病人擺好可以手術的姿勢，一起準備消毒、蓋無菌布單（又稱手術單）；進行手術時，要協助醫師操作醫療儀器，例如按照主刀醫師所站的位置擺放腔鏡影像系統，完成影像攝影功能、電燒刀等介面的設定，或是將手術專用電子顯微鏡用無菌袋包裝好，推到醫師手術檯上適當的位置。

結束後，要將病人身體清潔乾淨、包紮傷口、穿上病人服，維持病人麻醉醒來後的舒適（見第二章第九節），待成功拔除呼吸管後，送至恢復室休息。最後，流動還須完成護理紀錄、醫材計費等文書作業，並準備好下一檯手術要用的東西。

手術專責護理師，就是醫師助理

手術專責護理師又稱為醫師助理、外科助理，通常由資深的手術室護理師通過晉升考試後擔任。一般來說，主治醫師手術時的助手都是住院醫師，當住院醫師人力不足，又需要有手術經驗的助手協助時，就會由手術專責護理師填補這個人力空缺。

專責護理師要熟記主治醫師的手術流程及準備習慣，在病人擺好姿勢後，完成開刀部位的消毒及無菌布單的鋪設。我們在電視劇中看到，主刀醫師會指示「（傷口）打開一點」，或是「抽吸（血液）」，也是專責護理師的工作，必須維持主治醫師的視野清楚，用器械將傷口拉開成方便醫師處理的樣子，若是腔鏡類的手術，則要負責掌控鏡頭在體腔裡的視野及方向，還要隨時協助止血、清洗傷口等，最後再與醫師一起縫合傷口。

主治醫師主導一切，住院醫師全程協助

主治醫師是主導手術一切的人，門診收治病人之後，會由主治醫師擬定手術方式及植入物等，並與住院醫師或專責護理師一起完成。

一個病人可能會有不只一位的主治醫師，如果因創傷而同時有骨折、臟器挫傷、

生殖泌尿道破裂等多重問題，例如車禍或從高處墜落，就會同時有骨科、一般外科、神經外科等，不同科別的主治醫師共同負責這個病人，這時候會需要各專科醫師團隊合作，依照病情的緩急先後開刀。

基本簡單的手術，手術檯上會配有一位主刀醫師和一位助手醫師，分別是主治醫師及住院醫師（有時會是專責護理師）。每個外科主治醫師都有屬於自己的「開刀日」，通常一週有一到兩天，他會有一間專屬的手術房可以安排手術，會像安排行程一樣，將病人按先後順序排入，從早上八點開始，直到當日排定的刀全數消化完畢。

我曾遇過一天連續接了八位病人手術，每檯都大約一個半小時，直到晚上八點才全部結束。當然也有雖然只安排一檯手術，但過程複雜又精細，例如要用顯微鏡縫補神經、血管，或是臟器移植等，這種情況便需要耗費十二個小時，甚至更長的時間。

麻醉科醫師給藥插管，麻醉科護理師監測生命徵象

病人在手術前一天或當天住院後，會有護理師到病房來訪視，說明麻醉過程及麻

醉醒來後有哪些注意事項，這便是麻醉護理師（常暱稱為「麻姐」）的任務。

手術當天，麻醉醫師與麻醉護理師會共同討論適合病人的麻醉方式，然後由麻醉醫師給予藥物。因為麻醉藥物會讓全身肌肉放鬆，並失去痛覺和知覺，幫助呼吸的肌肉也會因為鬆弛，而失去自主呼吸的能力，為了幫助麻醉中的病人呼吸，麻醉醫師會在病人「睡著」之後，將一根管子從嘴巴或鼻子放置到氣管，也就是「插管」，這根管子會連接到呼吸器、提供氧氣，維持病人整個麻醉過程的呼吸順暢。

因為**一位麻醉醫師需同時照顧三、四位麻醉插管的病人**，無法參與完整的手術過程，因此手術時，會交由麻醉護理師監測病人的生命徵象（包含體溫、心跳次數、呼吸次數、血壓）及各項數值，例如心電圖、血氧濃度、點滴輸液量等，視病人狀況抽血並判讀數據告知麻醉科醫師，醫師再給出醫囑或處置。

當手術完成時，麻醉護理師及醫師會共同評估病人狀況，在病人可以自行呼吸後移除呼吸管，適時給予止痛劑或鎮靜劑，讓病人安全又舒服的醒來。

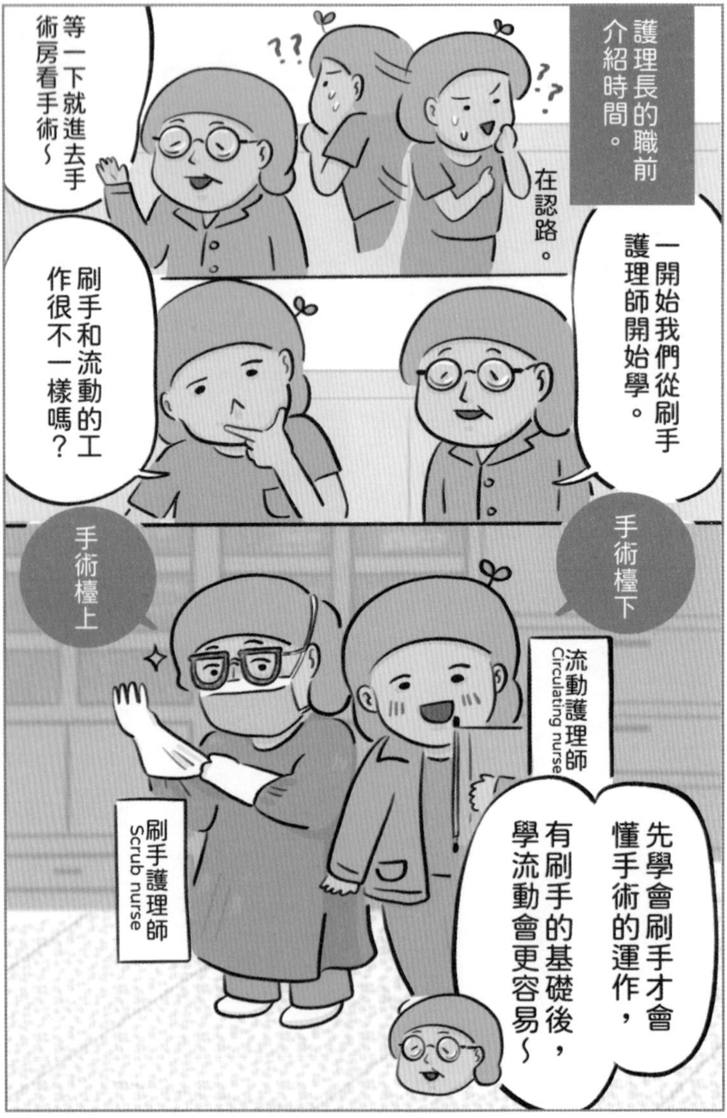
護理長的職前介紹時間。
在認路。
等一下就進去手術房看手術～
一開始我們從刷手護理師開始學。
刷手和流動的工作很不一樣嗎？
手術檯下
流動護理師 Circulating nurse
手術檯上
刷手護理師 Scrub nurse
先學會刷手才會懂手術的運作，有刷手的基礎後，學流動會更容易～

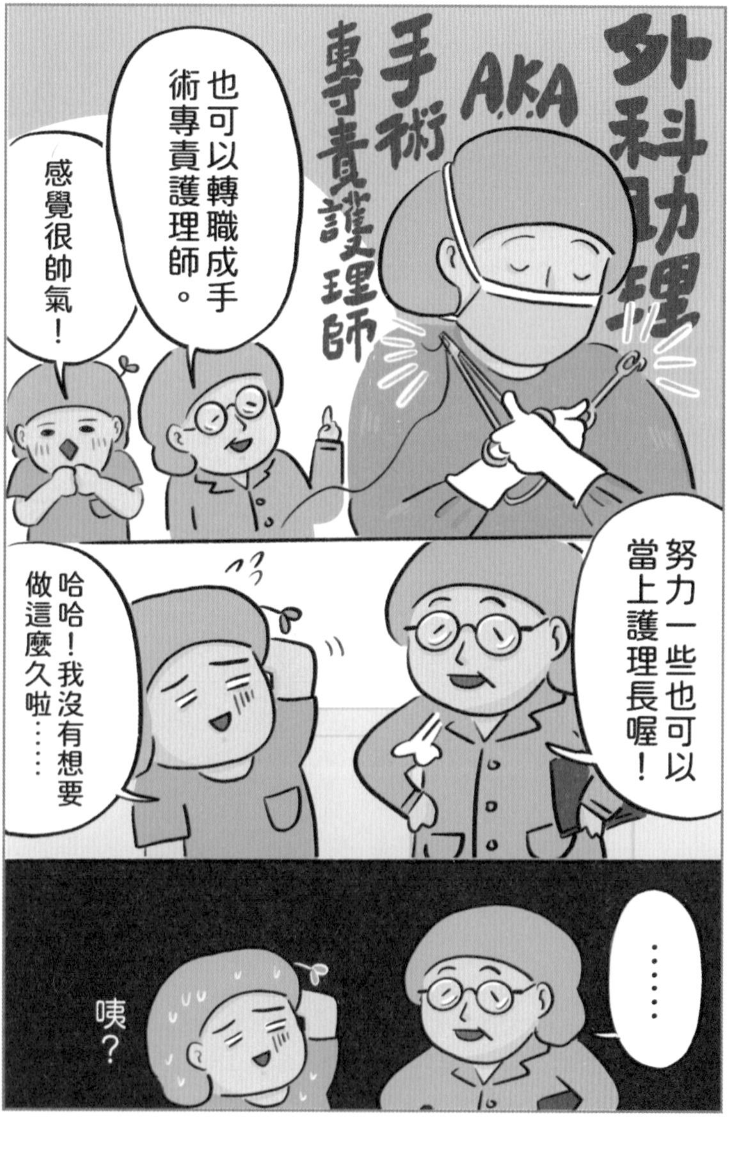
外科助理
AKA
手術專責護理師
也可以轉職成手術專責護理師。
感覺很帥氣！
努力一些也可以當上護理長喔！
哈哈！我沒有想要做這麼久啦……
……
咦？

02 手術房的基本配置

人體的構造精密又複雜，手術自然也有很多細節，在我的想像裡，手術房應該會和電影演的一樣，有許多高科技的儀器和設備，過程中會有不同儀器的警示聲響起，並有同步影像輸出的大螢幕，或是手術房上方設有小房間，可讓其他醫師俯視開刀過程等。

雖然上述這些場景在真正的手術房裡確實存在，但只限於少部分重大手術才需要這麼豪華的配備，大部分的手術房設置其實很簡單，不過可以在基本配備之外，配合不同的科別、手術位置，而改變或增減儀器及設備，接下來介紹手術房裡的基本配備有哪些。

・手術床

手術床是一張狹長、可移動及固定的電動鐵床，手架及床板都可以拆卸，另外組裝其他支架零件，以及根據手術下刀的位置變換不同的角度，像是坐姿做肩關節的手術、側躺做髖關節的手術、趴著做脊椎的手術等。也可以依照醫師需要的視角或高度，調整上升、下降、左傾、右傾、前傾、後傾。

每次讓病人躺上手術床時，我們都會再三提醒：「床很小，不要翻身喔。」且為了避免病人摔下手術床，或是調整手術床的傾斜度時病人滑動，還會在病人的軀幹、大腿、手臂等位置綁上固定帶。至於**手術床通常又窄又小，是為了讓執刀的人能更靠近病人身體，不用太費力就可以看得更清楚**。

・麻醉機

大家進入手術室後唯一的印象，大概都是被罩上面罩後就漸漸失去意識，這就是麻醉機的功能，它會供應吸入性麻醉藥及醫療氧氣。在準備麻醉時，麻醉科護理師會用氧氣面罩罩住病人的口鼻，氧氣面罩是有一圈軟墊、透明的面罩，對著氧氣面罩吸氣、吐氣，就會吸入麻醉藥，然後睡著。

當病人睡著後才會進行插管，嘴巴裡的呼吸管會輸送這臺機器所供給的氧氣，確保整個麻醉過程中呼吸順暢。護理師在手術中監測病人的血壓、心跳、呼吸、血氧、心電圖等數值，也是透過麻醉機。

・電燒機

現在外科醫師分離人體組織，用的都是電燒刀，原理是讓電流流經人體組織，組織表面會將電能轉變成熱能，讓組織燒焦結痂達到止血效果，而電燒機便是電燒刀的主機。

由於電流必須是封閉的迴路，所以會在病人身上貼一塊「電擊貼片」，也叫做電擊板或電刀板，讓單極電燒刀的電流經人體後回收到電擊貼片上，避免病人被電傷。

有局部麻醉手術經驗的病人，可能曾經聞過電燒刀燒灼人體產生的味道，**有點像烤肉味，但沒有那麼香**。當電燒刀切到脂肪，或是像大腿、腹部等脂肪比較厚的部位，也會像煎五花肉一樣產生油爆和油煙，所以在局部麻醉手術時聽到「啪啪」的聲音，很有可能就是電燒刀切到你的脂肪。

・抽吸機

手術中吸掉的血液、生理食鹽水等液體，會經由無菌的管子流進抽吸機，集中在廢液收集袋裡。廢液收集袋是長筒狀的，會隨著抽吸的壓力貼合抽吸機外層的塑膠桶，病人的失血量可以從塑膠桶上的刻度推算出來。

電視劇如果要上演手術中大失血，經常會把鏡頭帶到血漿汩汩流出，不斷湧入塑膠瓶內，再搭配抽吸的音效，那就是**抽吸機正在把血液都吸入廢液收集袋裡，戲裡演的是真的**。

・醫療氣體供應

除了常見的氧氣，手術室裡還會用到氮氣和二氧化碳。氮氣使用在一些氣動工具，像是骨科打鋼釘或置換關節時，會用到的電鑽、電鋸、刨刀，或阻斷血流用的加壓驅血帶；而二氧化碳則是腹腔鏡手術時，為了撐大腹腔而灌入的氣體，因為腹腔內部構造緊密，必須撐大後才有足夠空間操作器械，而腹腔鏡多半需要使用電燒，因此不會自燃又能抑制燃燒的二氧化碳，便是首選。

・手術桌

手術桌基本會有大工作車、臉盆車、梅歐氏桌（Mayo Stand）成為一個組合，最靠近醫師及手術部位的那張小桌子就是梅歐氏桌，可以用腳踏板調整高度，隨著手術床升降。因為是空間有限的小桌子，所以只能擺放馬上要用的器械或工具。

大工作車是主要擺放整場手術所需器械的地方，常用的手術刀、剪刀、鑷子、器械盤等都會放在這裡，需要計算的紗布、針頭、刀片也集中在這個桌子上。臉盆車會放兩個臉盆，依需倒入無菌蒸餾水或無菌生理食鹽水。

・紗布盆

為了降低傷口的感染機率，手術中吸滿血的紗布會不斷丟掉替換，而且**要防止紗布遺漏在病人體內，手術中使用的紗布都必須計算數量**，所以用過、丟棄的紗布會集中在紗布盆裡，而不是直接丟進垃圾桶，由流動護理師將這些紗布一片一片折疊置入計數盒中，再與刷手護理師一起確認所有紗布數量正確，才能讓醫師縫合傷口。

•垃圾桶

醫院所有區域的垃圾桶，都會區分一般垃圾和感染性廢棄物，再個別細分可回收和不可回收垃圾，手術室裡也不例外。

感染性廢棄物會用很鮮明的紅色、黃色的垃圾袋，袋子上有危險廢棄物的圖示，凡是接觸過病患體液、血液的東西，一律丟入感染性廢棄物垃圾桶。除了一般引流管、紗布、組織碎屑等，手術室裡比較特殊的感染性廢棄物，是手術使用的耗材，像是前面所說的電燒刀、抽吸管，這些都是拋棄式的用具。

另外，病人前一次開刀的植入物，如果因為感染或毀損等原因需要取出，也都會丟棄在感染性廢棄物裡；而尖銳器械、針頭，或是其他不可燃的金屬、玻璃、石膏等廢棄物，則必須另外包裝送焚化處理，或是高溫、高壓滅菌後粉碎處理。

・帶輪子的椅子

如果仔細觀察會發現，刀房裡不論是儀器、手術床或櫃子，**任何物品都帶有輪子可以自由移動**，這是為了隨著手術方式及部位不同，可以變換手術床及儀器的位置，讓房間內可以容納其他大型醫療儀器，或是讓主刀醫師能「喬」出更符合需要的角度與空間。

椅子的地位雖然不如醫療儀器，但是帶輪子的椅子對護理師與醫師來說，卻是不可或缺，不僅手術進行時坐著方便自由滑動調整位置，上班太累時還能拿它來代步，節省小綠人們最後一點力氣。

・電腦

以往手術室醫師或護理師寫護理紀錄、開醫囑單、醫材計價等，都需要手寫和蓋印章，隨著科技進步，這些紙本單據都逐漸電子化，改用電腦執行，並用電子簽章就能完成。另外包括安排手術日程、開藥物處方、查閱病人的檢查影像等，現在醫院有八成以上的工作依賴電腦，如果醫護人員想罷工，可以考慮先癱瘓醫院的電腦。

03 換上刷手服，所有人長一樣

回想我成為小綠人，新人報到的第一天，我和護理長約在手術室的更衣室碰面，我一踏進更衣室，就被裡面「壯觀」的場景嚇到了。因為白班時段的更衣室，會塞滿約一百個人同時在裡面換衣服，雖然走道很擁擠，但大家都能很有默契的閃過彼此，連「借過」都不用說，動作和語速彷彿都自帶兩倍速，毫不拖泥帶水。

初來乍到的我，站在衣櫃旁顯得很突兀，好像卡在大家習以為常的工作產線上，活生生是個路障，不知道該站在哪等待接應我的護理長才好。

在即將八點鐘時終於見到護理長了，還沒等我說完自我介紹，護理長已經迅速拿好要更換的刷手衣，指示我趕快換上衣服。她看了看我腳上的護士鞋，說：「去買一雙新的吧！手術室有感控（感染控制）。」我才發現已經開始工作環境介紹了。

換上專用服裝，每個人都很像

為了盡量降低從外面帶進病毒和細菌，進入手術室之前，要脫下所有從外面穿進來的衣服、鞋子、帽子，換上乾淨的綠色服裝和專用的鞋子。綠色衣褲稱為「刷手服」，為了工作上活動方便，刷手服的剪裁寬鬆、不貼身，而且因為常需要刷手，刷手服都是短袖，下身一律是束帶的褲子。

當沒有手術鞋可以替換時，可以套上拋棄式的鞋套，降低外面鞋子帶進手術室的細菌。頭髮則要全部包裹在拋棄式的手術帽裡，減少頭髮落在手術傷口上的機率。手術室都是使用綁帶式的口罩，能增加口罩與臉部的密合性，減少飛沫傳播，綁帶也不會像掛耳式的鬆緊繩，容易因為長時間配戴而造成耳朵不舒服。

換上刷手服，戴上帽子、口罩、鞋套後，**全身只剩手和眼睛會露出來**，這使得手術室裡每個人看起來都很像，經常有病人進來後認不出自己的主治醫師。剛進手術室工作時，我只能依據眼鏡、眼妝、鞋子，或是幾個特徵來分辨同事，像是因為插管後需要用聽診器檢查呼吸音，確定插管的位置有進入氣管，所以戴著聽診器的會是麻醉科醫師或是麻醉科護理師；醫師多半會在鞋面及外套上繡上名字；身上帶著很多工具書的，有可能是來見習的學生；**妝容很完整的，通常都是很有資歷的學姐**。

刷手服加白袍就能值班，醫療劇沒亂編

為了確保每個人帶進手術室的菌落數（計算細菌數量的方法，數值越高，表示細菌量越多）都要降到最低，穿了一整天的刷手服，即使看起來沒有明顯的髒汙，也不能留著隔天繼續穿，每換一檯手術就要更換一次新口罩，刷手服當然也要每天更換。

更衣室每天都會提供新的刷手服，而且為了不讓病菌傳播，**綠色的刷手服只能在手術室裡穿，出了手術室必須換穿另一種顏色的「外出刷手服」**，每一間醫院的外出刷手服顏色不太一樣，大部分是藍色。醫療劇中常見醫師在刷手服外套上醫師袍，真實的醫師也會以這個搭配在醫院值班，方便弄髒了可以直接在醫院換洗，不會把病菌帶回家，這也是**我最喜歡手術室工作的原因之一，可以不用天天洗制服**。

手術室新鮮人的第一天

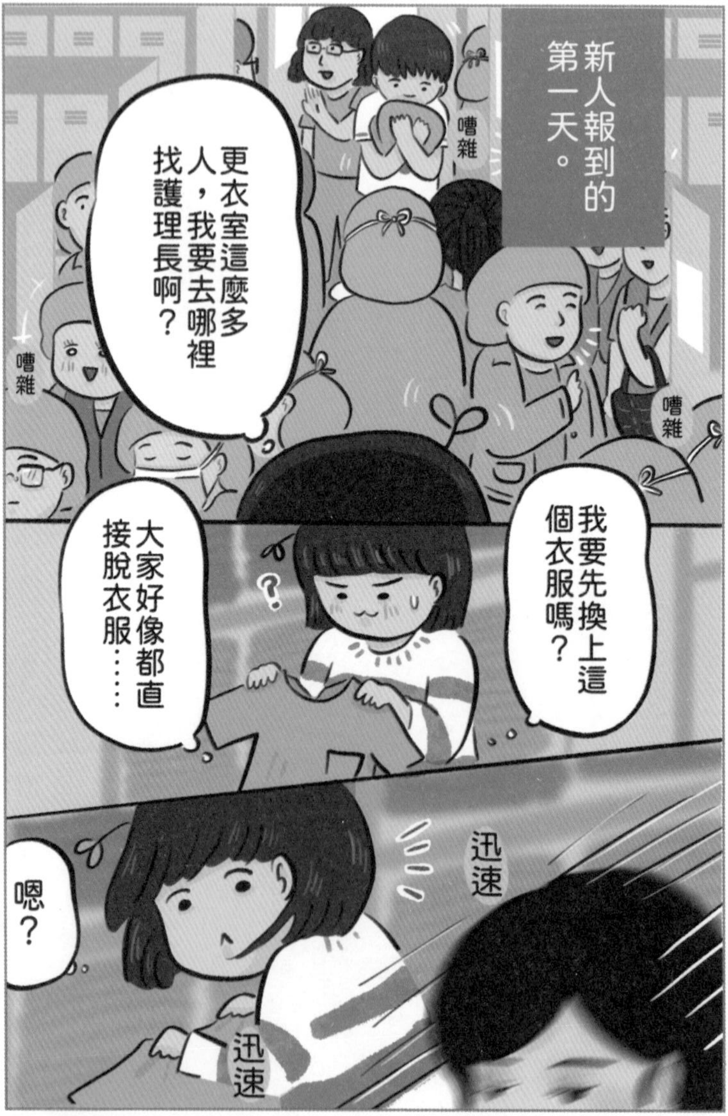
新人報到的第一天。
嘈雜
更衣室這麼多人，我要去哪裡找護理長啊？
嘈雜
嘈雜
我要先換上這個衣服嗎？
大家好像都直接脫衣服……
迅速
嗯？
迅速

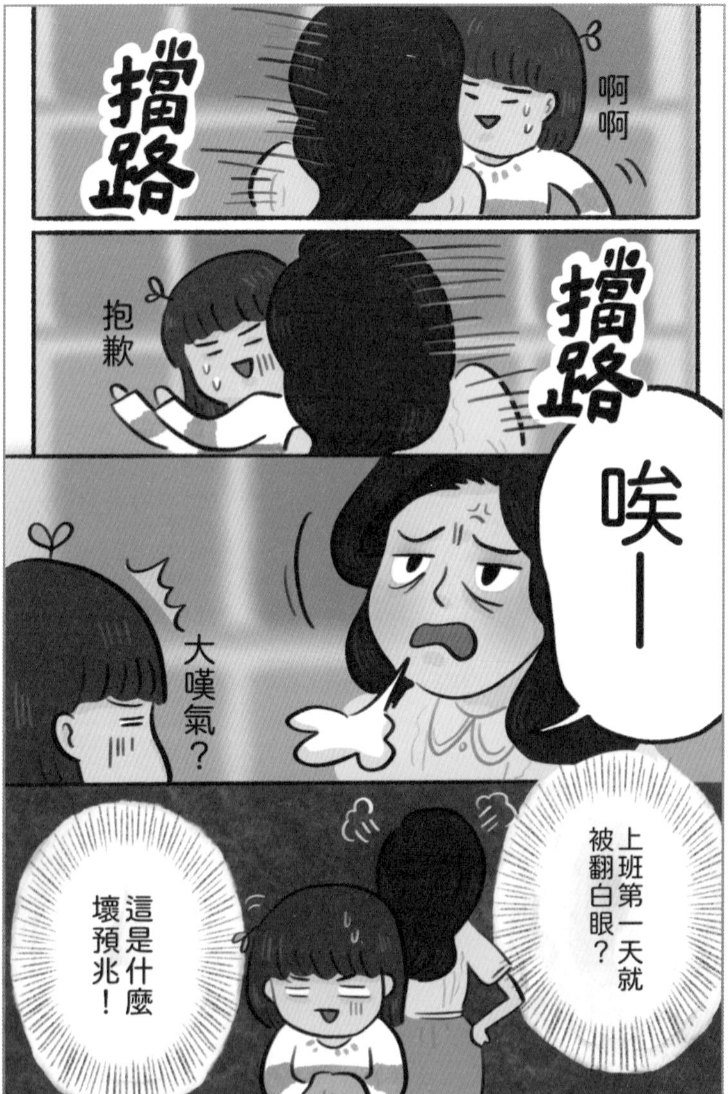
擋路
啊啊
擋路
抱歉
唉—
大嘆氣？
上班第一天就被翻白眼？
這是什麼壞預兆！

04 隱形幫手，低調但重要

手術是由團隊合作進行的工作，因應手術的特性，有時需要借助不同專業的技師才能完成，例如處理醫療影像的放射師，及讓心臟停止跳動的體外循環師。

放射師，心血管及骨科最仰賴

在電視劇裡，無論是罹患罕見的腦瘤或是車禍摔斷腿骨，一定會有醫師指著幾張檢查照片解釋的鏡頭，這些影像是由經過國家考試認證的醫事放射師所拍攝，他們負責輻射相關的影像照射診療，像是拍攝X光片、磁振造影（Magnetic Resonance Imaging，簡稱MRI）檢查、電腦斷層（Computed Tomography，簡稱CT）檢查等，以及治療癌症的放射線治療。影像學除了用來檢查之外，還能輔助手術，包括心血管科及骨科就是X光的重度使用科別。

當人體血管因為各種原因形成狹窄、阻塞、破裂時，可以在血管內注射顯影劑搭配X光來搜尋病灶位置，顯影劑可以限制X光穿透，所以當血管內有顯影劑時，X光上的成像會明顯比周圍器官顏色更深，呈現清晰的樹枝狀走向，有助於判斷病灶位置。血管攝影、心導管檢查結合血管擴張手術、放心臟支架等，就是利用這個原理進行治療，放射師負責注射顯影劑及操作X光機攝影，血管科醫師在影像輔助下檢查與手術。

骨科醫師可以自行操作的移動式 C-arm X光機，是一款由廠商設定好各項數值，讓醫師按一個按鈕就能替病人照患部X光的機器，因為影像會立即出現，所以普遍用在各種骨折手術中，能夠在X光影像下協助骨頭復位。

另一種由放射師所操作、像底片相機一張張個別拍照，或像是去牙醫照的全口X光，需要上傳到電腦上才能看到成果的 Portable X光機，則適合拿來拍更精確的影像，可以在電腦上放大、更改光影數據等，讓影像更清楚，在確認手術位置及手術後的成果照時，特別需要有這樣的效果。

例如脊椎有七節頸椎、十二節胸椎、五節腰椎，當要在第三、四、五節腰椎動刀時，醫師會先依靠經驗判斷，在下背處最接近的位置劃開傷口，釘一個標示用的鋼針或釘子在其中一節腰椎上，再請放射師到手術房裡照X光確認脊椎位置。放射師會按照病人體型設定X光機器的數據，讓拍出來的脊椎影像更清晰，方便辨識記號在哪一節脊椎，在拍成果照時，也能清楚看出骨釘的深淺位置，這是自行操作的C-arm X光機沒辦法拍出的成像，就如一般人持數位相機，與專業攝影師用單眼相機的差別。

體外循環師，暫時代替心臟功能

認識體外循環師這項職務，是我在第一次參與心臟外科手術時，當時病人的主動脈血管內層破裂，血液會經破裂口流入，讓血管內層與中層因為血液充盈逐漸分離，即是主動脈剝離症。

手術要修補裂開的主動脈，在血管內放入支架，或將撕裂的那段血管更換成人工血管，由於主動脈連接心臟、輸送全身血液，要在大動脈上動刀並不容易，必須讓心臟停止跳動，中斷血液輸送才能修補血管，這時心臟的工作就要由體外循環師來代勞。體外循環師會將體內循環的血液引流至外部的人工心肺機，暫時代替心臟及肺臟的功能。操作人工心肺機也須隨時注意病人血液的酸鹼值及血壓、紅血球狀態，避免血液凝固，就像看顧著病人體外的心臟一樣。

心臟手術的時間都很長，通常至少四個小時，有時甚至長達十個小時，無論多長時間，體外循環師都要全程參與，直到醫師用電擊器讓病人恢復心跳成功，他的工作才算圓滿完成，工作壓力和心臟外科醫師一樣大。

主動脈剝離、心肌梗塞都屬於會突然發生的心臟疾病，也就代表這類手術無法預期，因此**體外循環師必須以全天待命的方式上班**，但全院只有一、兩位體外循環師，所以每一次參與心臟手術時，遇到的都是同一位體外循環師，可見他們的辛苦。

放射師與體外循環師是手術檯旁的重要幫手，卻不像外科醫師及護理師般廣為人知，就像許多幕後的工作人員一樣，是低調而重要的存在。

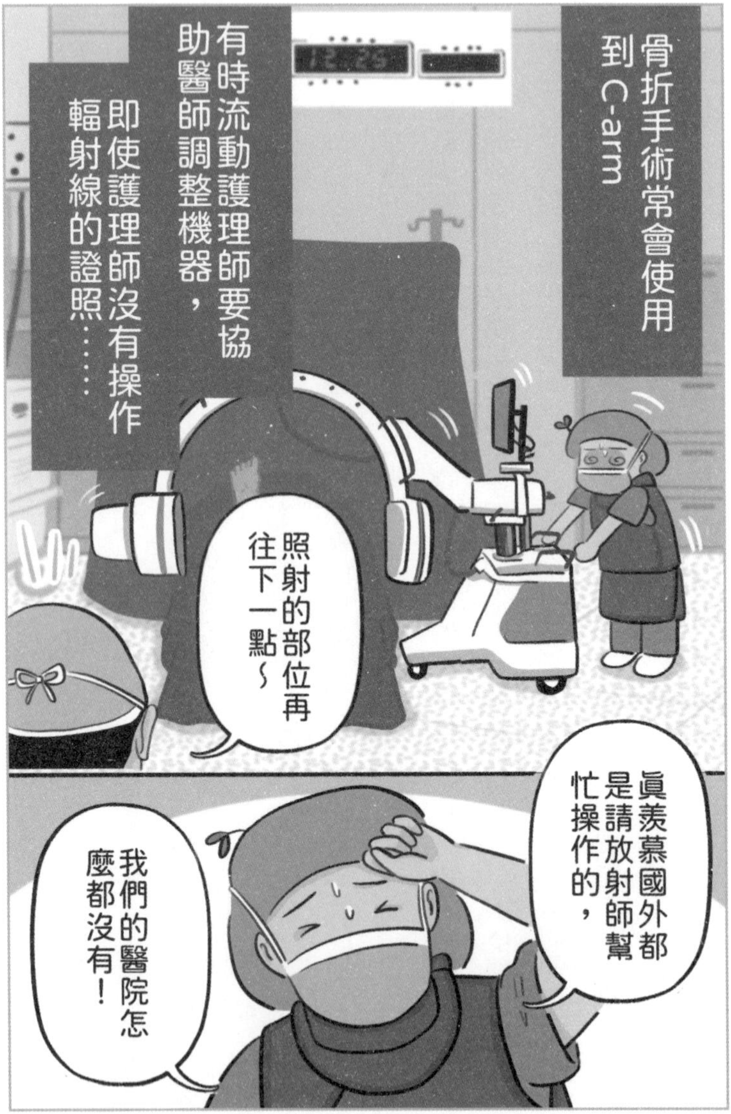
骨折手術常會使用到C-arm
有時流動護理師要協助醫師調整機器，
即使護理師沒有操作輻射線的證照……
照射的部位再往下一點～
眞羨慕國外都是請放射師幫忙操作的，
我們的醫院怎麼都沒有！

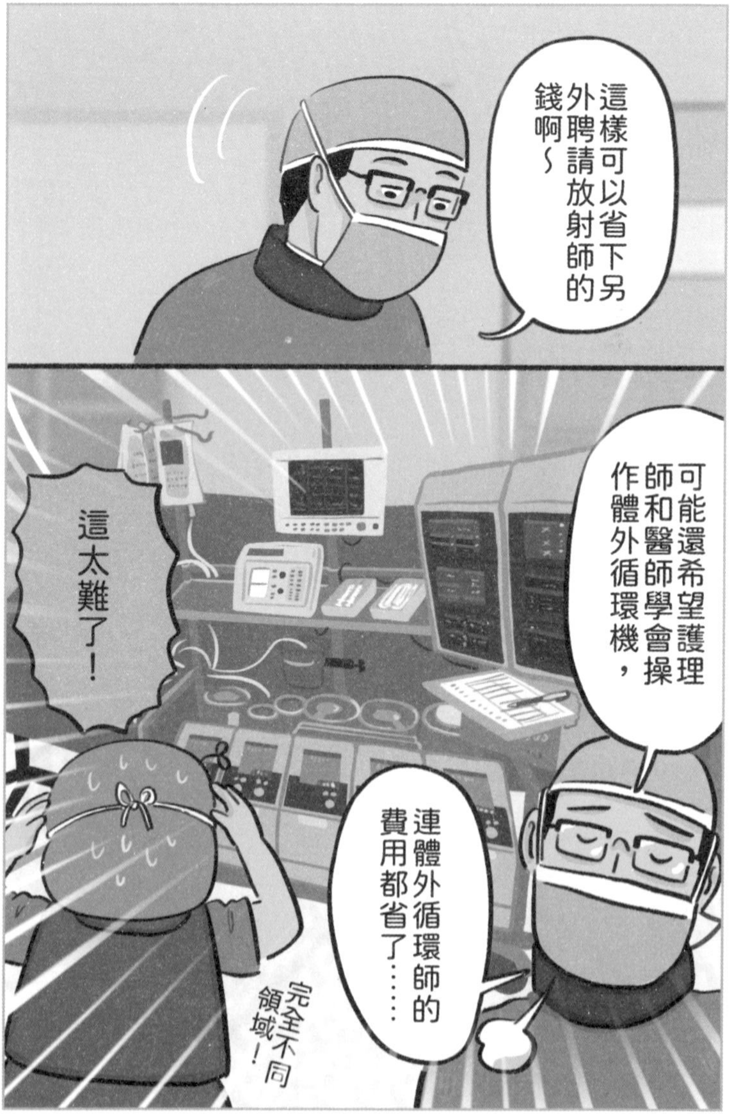
這樣可以省下另外聘請放射師的錢啊～
可能還希望護理師和醫師學會操作體外循環機，
連體外循環師的費用都省了……
完全不同領域！
這太難了！

05 粗壯的小腿肚和大容量的膀胱

「什麼樣的人適合做手術室護理師？」

這個問題沒有標準答案，因為這裡有各種個性及做事風格的醫護人員，無法明確指出大家共有的特質或性格。因此，與其問什麼樣的人適合在手術室工作，不如問手術室的工作環境和特性是什麼。

不同於病房或其他重症單位的護理師，著重獨立且全面的照顧一位病人，手術室護理師的工作，是與整個團隊一起照護，讓病人安全的完成手術。所以在手術室裡工作，成就感往往不是接到病人康復後送的感謝卡，而是學會使用一套複雜的器械工具，在醫師還沒喊出器械名稱時，就遞出正確的器械交到對方手裡，或是跟刀時發現，自己已經有餘裕跟著手術室裡的音樂哼歌。

由於每位主治醫師國定假日都會休診，手術便會集中安排在週一到週五，所以手術室護理師排班比較接近一般上班族，週間上班、週末和國定假日休假，但和病房護理師一樣，也要輪值夜班或假日班。若有器官捐贈手術，會在等待捐贈者腦死判定時，先通知各科別安排人力排隊取出捐贈的器官，這時也必須按照排序輪流出勤。

因為手術是無法喊暫停讓大家休息吃飯的，所以手術室中午會安排人力交接，讓流動或刷手護理師暫時離開三十分鐘，吃飯休息後再上工，對於其他單位的護理師來說，能有這三十分鐘坐下來吃飯，是一件奢侈的事。但是有優點必然也有缺點，有些工作可以透過經驗累積，而達到技能純熟、準時下班的目標，但是在手術室裡，只要手術沒有結束、上班還沒有超過十二個小時，我們就要繼續陪著醫生待在手術檯上，**練就久站後粗壯的小腿肚，和大容量的膀胱**。

薪水漲幅不高，升遷管道不多

除了高壓的工作環境和身體上的勞累，我覺得手術室護理師也有許多的「情緒勞動」。雖然我們與醫師是團隊合作、同事的關係，但醫師的個性百百種，面對完成手術的壓力反應也不同，有的會因為組織剪不夠利，對刷手護理師怒吼；有的會因為擋到他的視線幾秒鐘就咆哮；更有醫師會無預警的直接飆罵，根本不知道他的情緒觸發點在哪裡，讓我們還得在上工前先打聽好會觸怒他的人、事、時、地、物，小心翼翼的避免踩到地雷，**好像照顧醫師的情緒也是護理師的工作**。

曾有醫師問我：「手術室每天都在做同樣的事，妳工作五年和那些工作十年以上的學姐，做的事情有什麼不同？薪水有不一樣嗎？」即使我很早就知道手術室護理師的薪水漲幅不高，升遷管道也不多，即使擔任管控人力的小組長也不會因此加薪，但是成為小綠人、看醫師開刀、知道怎麼運用手術修復病灶後，讓我對護理工作有全新的角度，自我要求也變得不一樣，不再是如何快速發完十幾床的口服藥及更換點滴，如何照顧手術後傷口和引流管，而是學會在時間內跟上醫師動刀的每個步驟，熟悉不同引流管、包紮敷料的種類及使用原理。

至於為什麼會留在手術室工作長達七年？因為我喜歡能夠勝任手術室護理師的自己。熟悉每個醫師的手術習慣，只要一個手勢，我就能交出他要的東西；在領著病人進刀房前，跟他說：「別擔心，我們都在你身邊陪你。」；病人醒來時，有我替他擦掉滿身的消毒液和血漬，換上乾淨的衣服和溫熱的毯子……不考慮薪水和成就的高低，但能感受到自己在團隊裡有能力幫助病人，是支撐著我繼續做個小緣人的原因。

手術室小百科——小緣人的工時

手術室護理師的工作時間，也遵循勞基法的規定，一天八個小時，超過時數必須給予加班費，因此，白天班護理師若因手術尚未完成而工作至十二個小時，就可領四個小時的加班費。

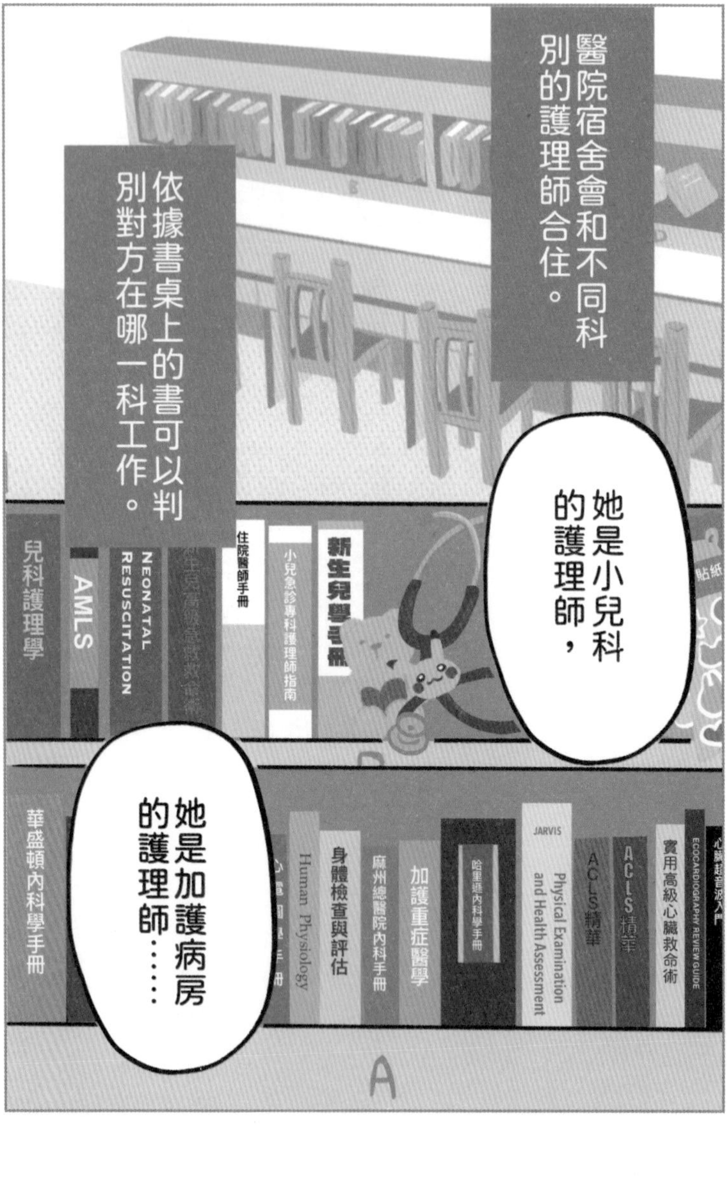
醫院宿舍會和不同科別的護理師合住。
依據書桌上的書可以判別對方在哪一科工作。
她是小兒科的護理師，
她是加護病房的護理師……
兒科護理學
AMLS
NEONATAL RESUSCITATION
住院醫師手冊
小兒急診專科護理師指南
華盛頓內科學手冊
Human Physiology
身體檢查與評估
麻州總醫院內科手冊
加護重症醫學
哈里遜內科學手冊
JARVIS
Physical Examination and Health Assessment
ACLS精華
ACLS精華
實用高級心臟救命術
ECHOCARDIOGRAPHY REVIEW GUIDE

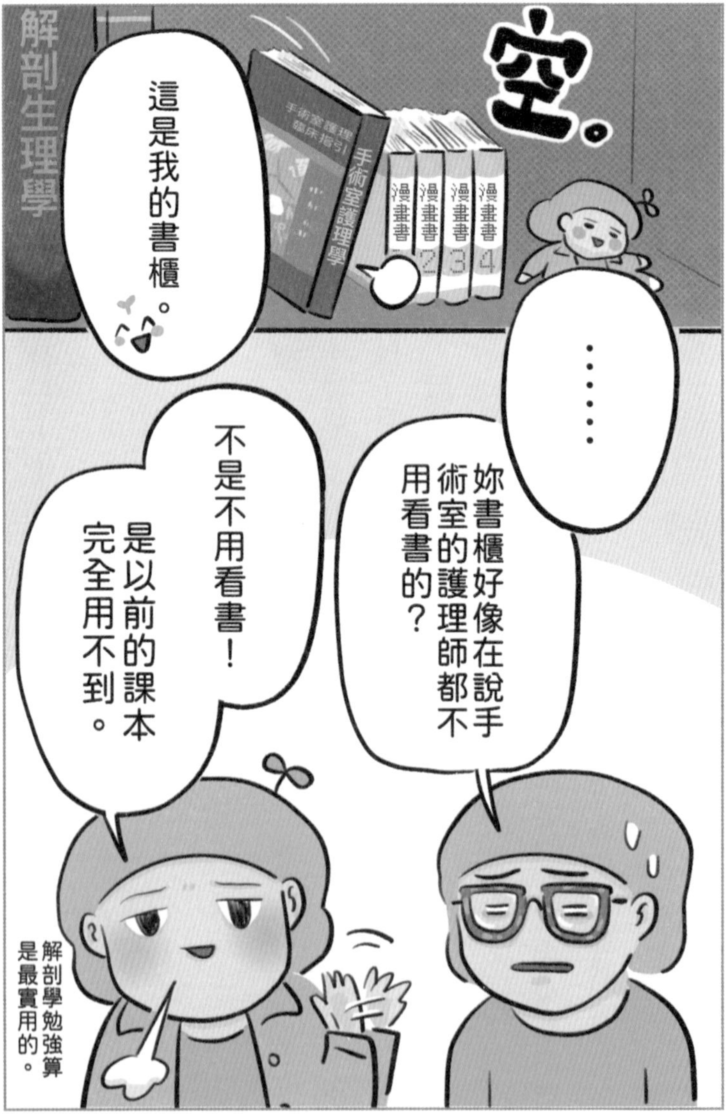
空。
解剖生理學
手術室護理學
手術室護理 臨床指引
漫畫書 1
漫畫書 2
漫畫書 3
漫畫書 4
這是我的書櫃。
……
妳書櫃好像在說手術室的護理師都不用看書的？
不是不用看書！
是以前的課本完全用不到。
解剖學勉強算是最實用的。

06 護理師的百寶箱口袋

為了感染控制，人員進入手術室時必須更換衣服和鞋子，帶進去的物品當然也要嚴格管控，食物、飲料、手提包等，非上班時需用到的私人物品都不能帶進去，所有東西都只能放在更衣室的櫃子裡。換好衣服後，也不太有機會再回到更衣室，因此工作時要用到的各種小雜物，都會隨身攜帶在外套口袋裡，外套就像是我們在手術室的隨身包。

會貼身帶著的東西，通常都非常重要，有療癒身心的清香護手霜、買午餐的鈔票零錢、生理期要用的止痛藥或衛生棉……除了這些東西之外，還有一些幾乎是每個護理師口袋裡，一定會有的常備小物：

・筆和口袋型筆記本，是隨身工具書

護理系學生在實習時，除了實習科目的教科書之外，一定會準備的就是口袋筆記本，用來記錄實習單位儀器的操作方式、醫療耗材的位置等，是一個用來輔助熟悉環境的工具。到了成為正式護理師時，筆記本依然很重要，尤其在手術室裡，需要記下的資訊非常多。

以我所屬的骨科部為例，總共有十間手術房，有二十五至三十位骨科主治醫師輪流排定手術，護理師每天都會碰上不同的主治醫師，每個醫師又都有自己擅長的項目，而就算是同一種手術，也會因醫師個人習慣有不同的做法。如果將醫師比喻成廚師，他們就像有各自擅長的料理，就算是同一道菜，也有各自慣用的料理方式，助手需要根據他們不同的習慣，準備不同的東西，這些都需要筆記下來。

做筆記時，我會以手術名稱當標題，詳細記下手術流程及需要的器械和材料，再個別備註不同醫師的個人習慣，像是手套的尺碼、慣用的消毒溶液、病人擺放的姿勢等。當自己是刷手護理師時，在上刀之前會翻閱手術流程那部分，如果擔任的是流動護理師，就能按照筆記準備材料和器械。

筆記本的功能不只有記下醫師的習慣，還可以是一本隨身工具書，記下臨時準備輸血或急救的簡要流程，當發生緊急狀況時，筆記本就是最得力的小助手。

・剪刀、姓名印章，節省人生大部分時間

手術室裡最常出現的兩件事，就是拆東西和簽名。無菌布單有包裝繩、器械有包裝袋、醫材植入物有滿滿的塑膠封膜，就連叫外送的飲料或便當提袋，都會綁滿死結……相較於美工刀容易割到手，或刺穿外套口袋，更安全的剪刀也能解決以上所有包裝帶來的不便，是最方便又實用的工具。

此外，護理師要負責領血袋、領器械、清點儀器，或是到各單位借東西，這些程序都要簽名，就連看完布告欄的公告想團購、領護師節禮物，也都要簽名，對於姓名筆劃太多的人如我，姓名印章節省了人生大部分簽名的時間，我甚至覺得，**如果你有護理師朋友，送他們翻轉印章一定是不會出錯的小禮物**。

•手機，萬能替代品

現代人手機不離身，雖然沒有硬性規定護理師上班期間不能攜帶手機，但在刀房裡拍照、錄影都要非常謹慎，因為涉及病人隱私的影像，都有可能產生法律問題。

會在手術房裡拍照，通常是有臨床研究及教學需要手術示範影片，醫師必須事前告知病人，並取得同意後才能拍攝。另一種情況是，過程中臨時發現病灶有異狀，或是取出特殊的檢體，在與病人解釋病情時需有影像輔助說明，也會在手術中錄影或是拍照。

所以，除了休息時間之外，我們都會乖乖將手機收在口袋裡，只在開刀時，配合主治醫師的喜好拿出來放音樂。此外偶爾也會給局部麻醉、沒有睡著的病人聽，尤其是學齡期的小病人，如果有指定的音樂或卡通更好，讓病人有一點點的控制感（可以指定影片），能緩和他對手術的焦慮。

若是遇到腦部受傷的病人，為了評估腦神經是否受損，在手術前會用筆燈來測試瞳孔的收縮反應，當手邊沒有筆燈可以使用時，手機的閃光燈就能派上用場；另外，倒數計時器也可以在泡製藥物時用到，這些時候都會讚嘆現在的手機果然很智能。

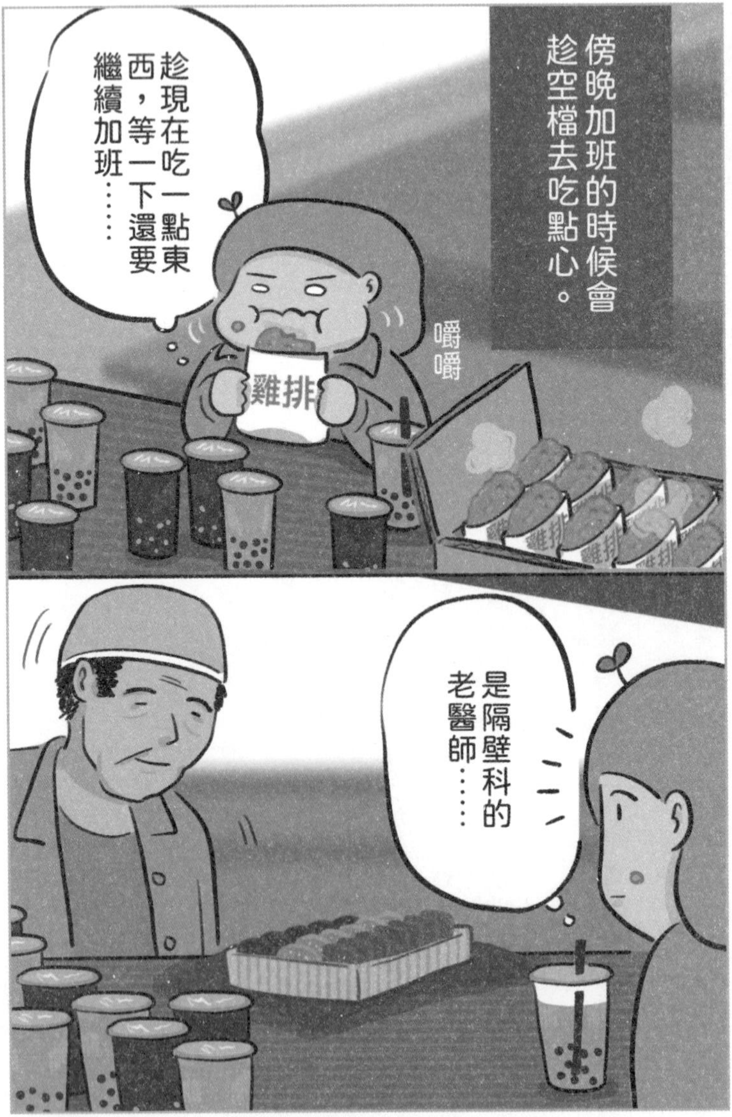
傍晚加班的時候會趁空檔去吃點心。
趁現在吃一點東西，等一下還要繼續加班……
嚼嚼
雞排
是隔壁科的老醫師……

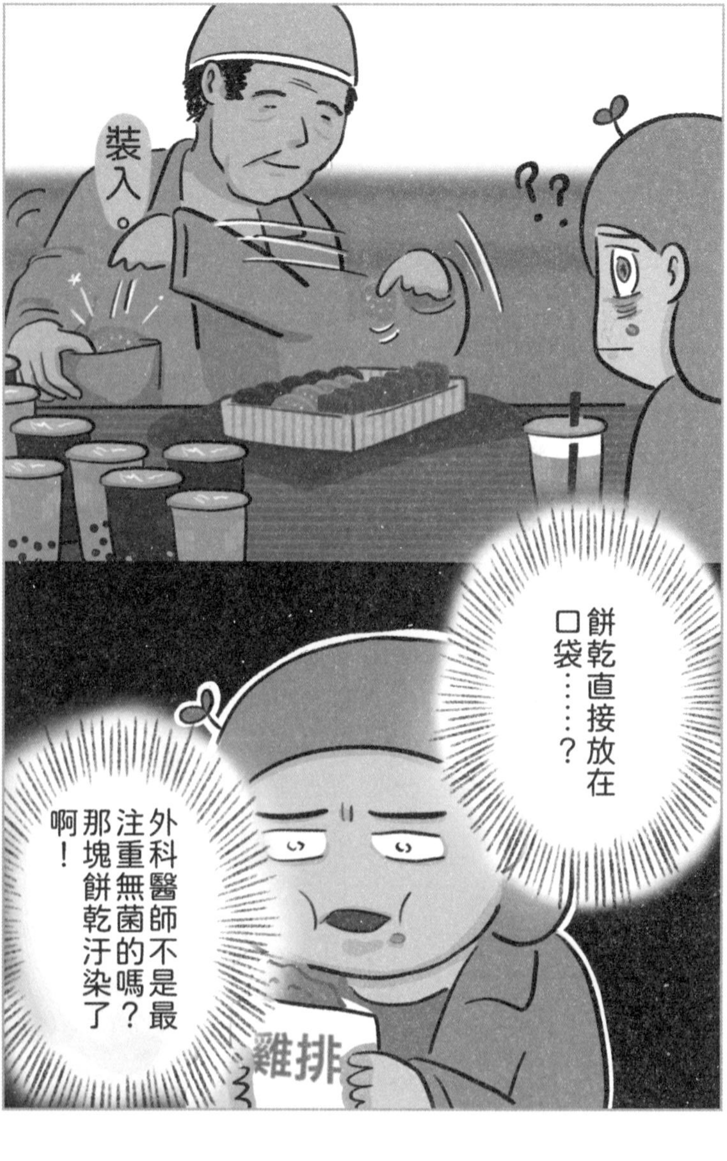
裝入。
??
餅乾直接放在口袋……？
外科醫師不是最注重無菌的嗎？那塊餅乾汙染了啊！
雞排

第 2 章

麻醉後、清醒前，我在忙什麼？

01 無菌，最重要

手術傷口感染是外科醫師的世界末日，不管手術做得再好、再完善，只要遇上感染，便都是徒勞。發生感染時，不僅是細菌經由傷口進入病人體內增生，原本放進體內的植入物也會因此被汙染，必須全數移除；如果細菌再經由血管蔓延至全身，還可能會造成敗血症，病人即會有生命危險，所以維持無菌是手術過程第一重要的事。

嚴格要求無菌，連穿手術衣都要小心

維持無菌是指維持「無菌範圍」不被汙染，手術桌面上鋪設的無菌布單，及醫護人員穿上手術衣後，腰部以上、胸部以下的位置，都屬於無菌範圍，不能讓非無菌的物品進入或越過這個區域。例如，臉上沒有消毒滅菌的眼鏡掉落到手術布單上，或是流動拿著手機，直接越過正在手術的部位上方給醫師聽，這些舉動都會汙染無菌範圍，就必須撤除所有手術布單，重新鋪設新的手術單，建立新的無菌範圍。

在刷完手之後，小綠人們要先穿手術衣，再戴手套，如果使用傳統式刷手，剛刷好的手上都是刷手液，直接拿取手術衣會因為潮溼產生毛細現象，有汙染無菌範圍的疑慮，所以無菌手術衣包裡都會附上無菌擦手毛巾，讓大家將滿手的刷手液擦掉後再拿取手術衣。如果使用搓乾式的乾式刷手，就可以省略這個擦手的步驟了。

為了維持無菌，穿手術衣的動作需要輕緩、溫柔，不能大動作的甩動手術衣，衣袖如果碰觸牆面或其他非無菌的物品，或是因為太用力而撐破，手術衣就算是被汙染了，需要換新。雖然刷手已經降低手部皮膚表層的菌叢，但雙手仍然沒有達到無菌狀態，穿手術衣時就只能抓取內裡那一面，像是外套反穿將手套入袖子，流動護理師會在醫師的身後協助。因此，手術衣及手套在包裝時，會將衣服及手套的內裡反摺出來，方便在拿取和穿戴時不會碰到外側面，維持完整的無菌範圍。

不會自己穿手術衣的醫師

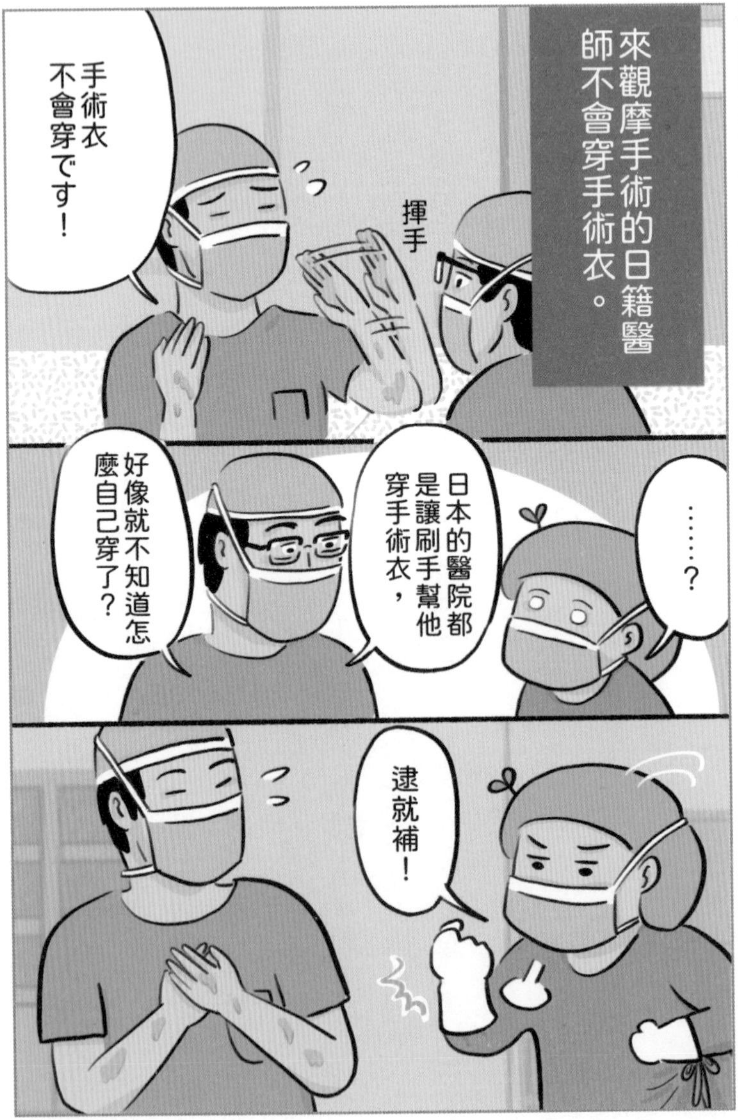
來觀摩手術的日籍醫師不會穿手術衣。
揮手
手術衣不會穿です！
……？
日本的醫院都是讓刷手幫他穿手術衣，
好像就不知道怎麼自己穿了？
逮就補！

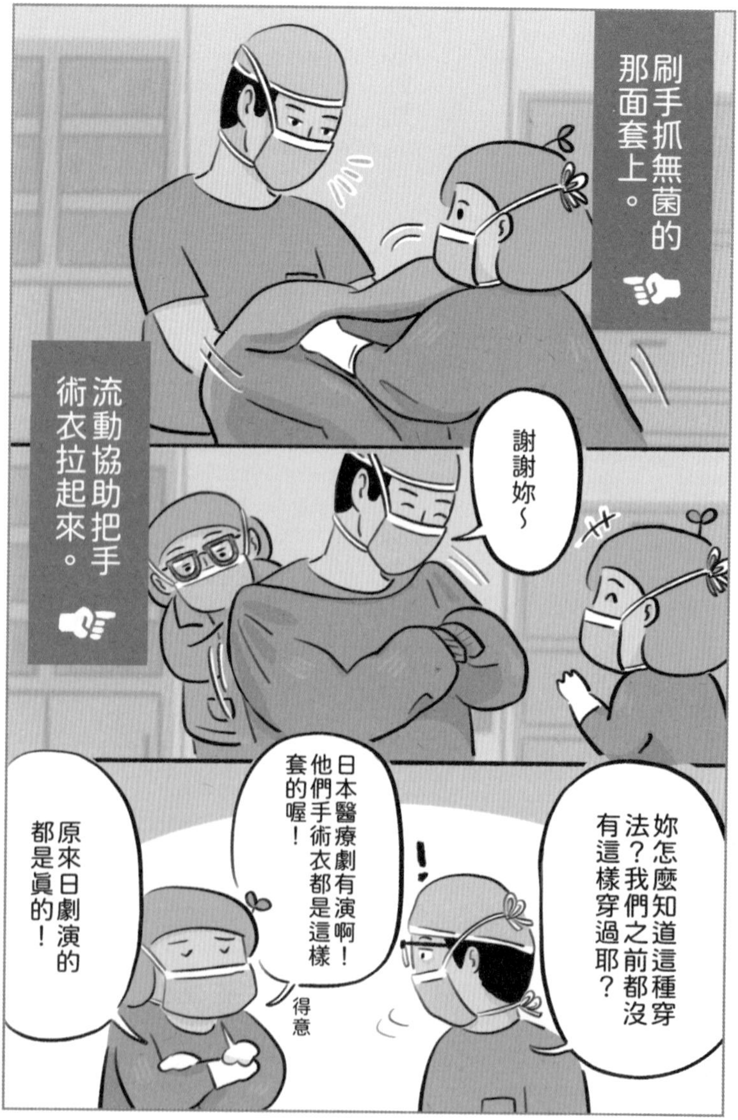
刷手抓無菌的那面套上。
流動協助把手術衣拉起來。
謝謝妳～
妳怎麼知道這種穿法？我們之前都沒有這樣穿過耶？
日本醫療劇有演啊！他們手術衣都是這樣套的喔！
得意
原來日劇演的都是真的！

最怕感冒時跟刀

維持無菌雖然非常重要，但也是讓跟刀變得辛苦的原因之一。為了雙手維持在無菌範圍內，即不能舉高超過胸前，也不能垂放超過肚臍的位置，兩手只能懸在上腹部的高度，或是擺在手術桌上；轉身時也要注意，不能觸碰到周圍非無菌的物品，不能跑、跳或蹲下，有些嚴格遵守無菌的醫師，甚至不讓手術檯上的人坐著。

在手術桌上搬動器械盒時，也要將器械盒維持在無菌範圍的高度，而且因為怕器械盒會刮破手術衣，搬動時也不能拉近身體，必須完全靠上臂和肩膀承住所有重量。有時一場手術會搬動器械盒好幾次，如果裡面裝的是比較重的工具，像是撐開器、幾十支串在一起的鉗子等，就會和健身一樣吃力。

許多習以為常的動作，在穿上手術衣後都需要流動護理師代勞，包括抓癢、推眼鏡、接電話等，尤其是感冒時最麻煩，鼻水在口罩下流個不停，又不能出手擤鼻涕，更不可能讓流動護理師幫忙擦鼻涕，只好在每一次準備刷手、穿手術衣之前，先將捲好的衛生紙塞在鼻孔裡，再戴上兩層的口罩，這才放心的去刷手。

戴手套也有技術

當我可以優雅又快速的穿手術衣、戴手套之後，下一個要學習的進階工作便是「幫醫師戴手套」。一開始要學習這件事時，讓我有點疑惑，為什麼醫師不自己戴手套？護理師要花時間學戴手套的技術，難道醫師就不用嗎？

小綠人們要學習戴無菌手套的方式共有三種，第一種是開放式戴法，第二種是閉合式戴法，第三種是幫別人戴，三種戴法都不一樣。開放式戴法是最常見的一種，幫病人導尿、傷口換藥、抽痰等都會用到，這些治療的無菌要求相對於手術簡單一些，只需要直接戴上無菌手套，維持局部的無菌即可。

閉合式戴法主要用在已經穿著手術衣時，與開放式的最大區別是，閉合式在戴手套的過程中都不會看到手指，雙手會完全藏在手術衣和手套裡，更嚴格維持無菌；而幫另一個人戴無菌手套，只適用雙方都穿著手術衣時，是閉合式的另一種形式。

醫用手套大致分為兩類，「檢查用手套」及「手術用手套」。檢查用的手套不區分左右手，尺碼也只粗略分為大、中、小，牙醫師檢查牙齒、護理師倒尿壺、醫師肛

醫師自己穿手術衣的方法

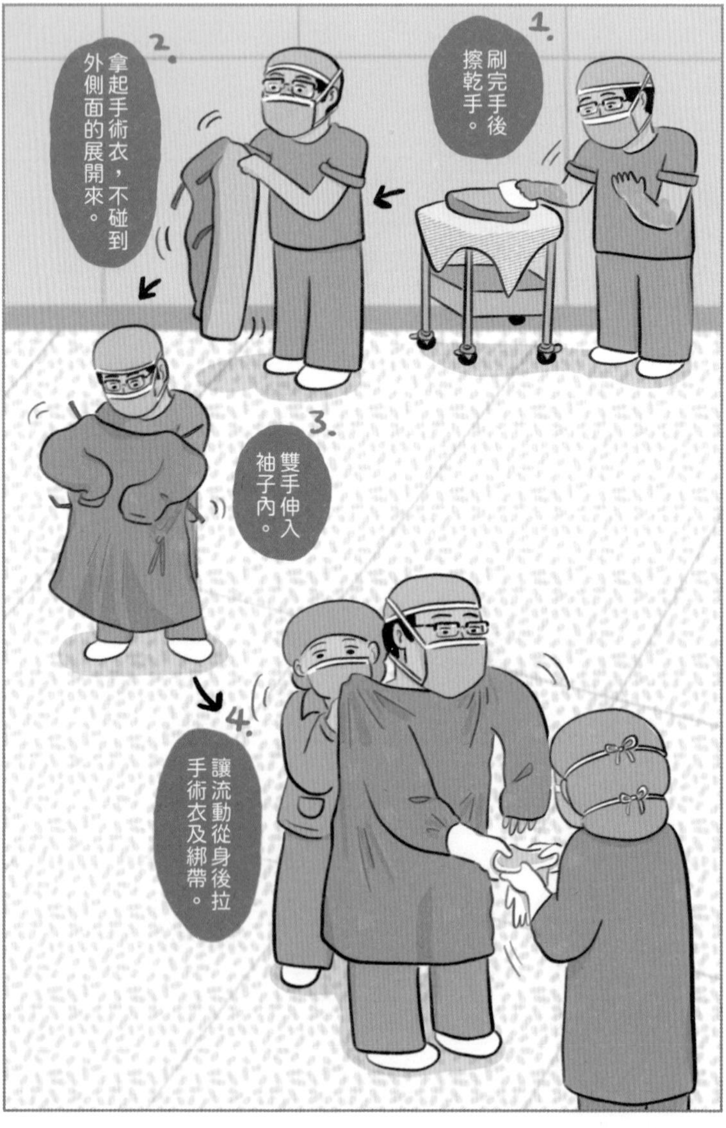

門指診等，臨床上用來避免直接接觸病人分泌物、體液的，都是這種手套。

手術用的手套必須保持無菌，所以會是一副手套單獨包裝，因為要進行較長時間、高精細度的手部動作，為了更貼合雙手，手套會依左右手型設計，尺寸分類上也非常精細，以手掌虎口位置的橫切面長度按英寸為尺碼，以〇．五英寸遞增，大部分女生戴六至六．五英寸，男生戴七至八英寸，所以刷手護理師除了幫外科醫師戴手套之外，還要記得醫師手套的尺碼。

幫醫師戴手套？是在保護病人安全

依照不同的科別或是醫師個人習慣，有些醫師會戴兩層手套，有些只戴一層，以我所屬的骨科為例，由於手術傷口都深到見骨，如果手套破掉，雖然雙手已經用刷手液刷洗過，但刷手液的抑菌時間有限，手上的細菌很有可能造成深部組織和骨髓腔的感染，所以骨科的手術人員都會戴兩層手套，多一層保護。

幫醫師戴手套的過程，以維持無菌為重點，醫師刷過的手仍然屬於非無菌狀態，所以戴手套時要避免碰到醫師的手。會從醫師的右手開始（少部分左撇子醫師會先戴左手），刷手護理師左右拉開手套口，將無菌手套的開口撐到最大，手套撐得越大，越方便讓醫師的手穿入手套。當醫師的手伸入手套內，確認手套包覆整個手掌及手術衣袖口，護理師才能鬆手，接著戴另一隻手套。

經過觀察後我發現，醫師們其實都有學戴手套的技術，但是由護理師幫醫師戴手套，能加快醫師手術衣著裝完成的速度，也減少手指露出來汙染無菌範圍的機會，以結果來說，幫醫師戴手套是有道理的。幫醫師戴手套這個舉動，也是手術室護理師與外科醫師工作上的縮影，手術室護理師許多像祕書般的貼心舉動，並不是為了醫師，而是在保護病人安全，讓手術進行順利，只是時間久了，有些外科醫師也被寵壞了，才會讓手術室護理師們要做的事越來越多。

回想見習的第一天，由學姐帶著穿手術衣、戴手套、站上手術檯，那個新鮮感至今仍記憶猶新，手術檯上的一切都是新事物，是只有穿了手術衣後才能靠近看的視野，讓我開始期待之後可以看到更多不一樣的手術。然而當時還不知道，後面等待我的只有龐大的學習壓力。

02 第一件要學的事：刷手

我們在吃東西之前會記得先洗手，避免把手上看不見的髒東西吃下肚而生病。手術前刷手也是類似的概念，在執行手術之前，小綠人們會進行一系列嚴格的手部清潔和消毒，不讓手上的微生物、細菌、病毒帶到手術檯上，造成病人傷口感染。這個過程就稱為「刷手技術」。

指尖朝上、手肘不低於腰，舉太高反而錯

刷手顧名思義，是拿刷子刷洗手部皮膚，由於我們的雙手不能接受高溫、高壓消毒，達到無菌的效果，所以以物理性清潔的方式，用刷子去除指甲縫的汙垢，及手部

皮膚表層的皮屑、微生物。外科刷子是尼龍材質的軟毛刷，經過高溫滅菌後裝置在手術室洗手檯旁，每一次抽取出來的刷子都是最乾淨的狀態，搭配抗菌肥皂液及含酒精的刷手液，讓雙手菌叢數量降到最少。

刷手可以簡單分為三個步驟，第一步是用肥皂液洗手，必須洗到手肘上六公分的位置，並以清水沖乾淨。第二步是拿刷子沾刷手液刷手，一樣刷到手肘上六公分處，刷完後丟棄，再用清水將雙手沖洗乾淨。第三步是拿一個新的刷子，重複第二步的動作再刷一次，但最後這一步驟不用沖水，而是舉著刷滿刷手液的雙手進手術房，準備穿手術衣、戴手套。

刷手是按照指尖、指縫、掌心、手背、手腕、手臂、手肘的順序刷洗，手指和手臂都要分成四個面刷，將雙手每一個面都刷到。刷洗的動作可以輕柔，不會因為刷得越用力、越久，就能達到更好的滅菌效果。過程中必須維持雙手指尖朝上、手肘不低於腰，像是雙手豎著手刀的樣子。這個姿勢可以維持刷手液由指尖往手臂的方向流，不讓髒的肥皂泡回流至指尖，所以要沖掉手上泡沫時，也要以相同的姿勢沖水，舉著手刀慢慢讓水流從指尖到手肘沖洗，不能像平常一樣垂著手沖水。

刷好的手要直接拿取無菌的手術衣，不能碰到任何非無菌的東西，像是儀器、桌椅、電話等不在手術桌上的物品，所以手術房裡洗手臺的水龍頭，都是腳踏式或感應式開關，門也是感應式的自動門，如果刷好的手再碰到任何非無菌的東西，就要重新一次刷手流程。

雖然醫師或護理師在刷完手後，都會小心的將雙手舉在胸前，但有些醫療劇好像把這個姿勢誇張化了，劇裡的醫師常會把手舉到眼前的高度，像在顯示舉得越高，越不容易汙染雙手，但那個高度其實已經超過「無菌範圍」了。

無菌範圍也稱作無菌區，是指腰部以上、胸部以下、視線範圍內的區域（所以背後腰部以上不算在內），在刷手完畢及穿上手術衣、戴手套之後，雙手都只能維持在這個範圍內，所以才會看到手術人員都將手舉在胸前，而不是輕鬆的垂在身體兩側。

乾式刷手更滅菌，改變觀念需要時間

以刷子刷手現在已被稱為「傳統式刷手」，意味著有新的刷手方式出現了，不過

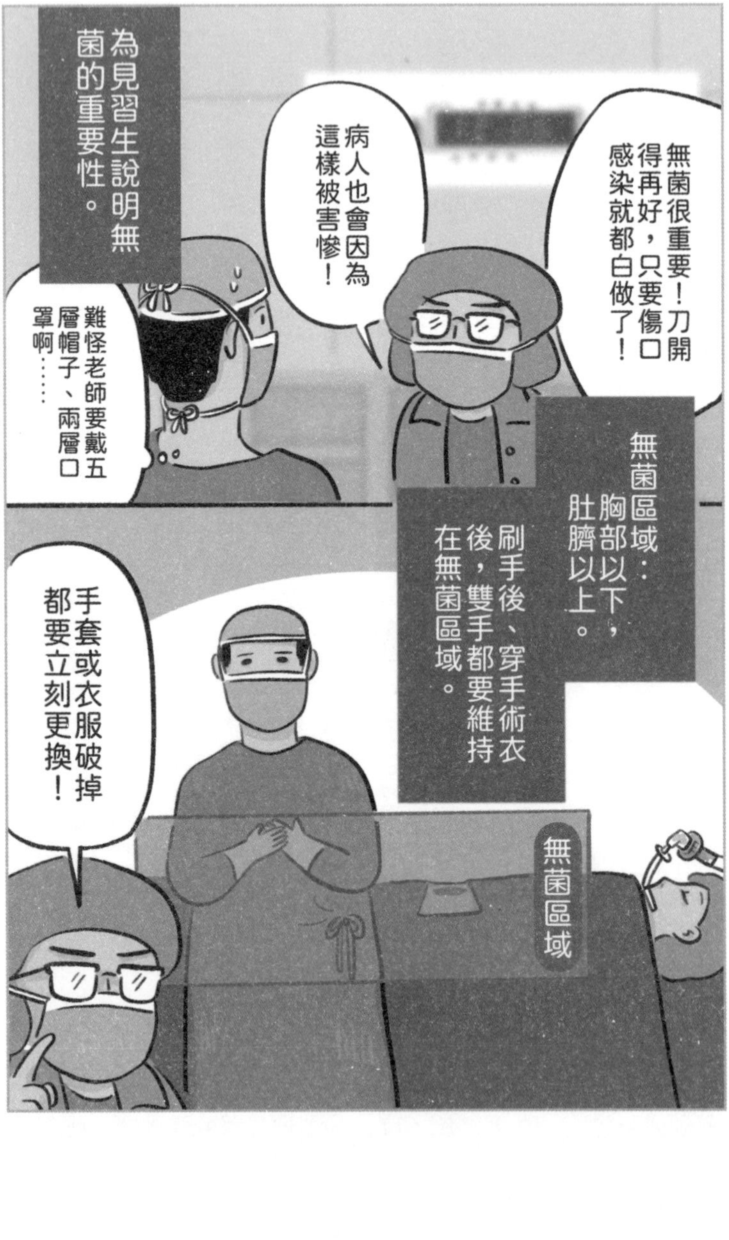
為見習生說明無菌的重要性。
無菌很重要！刀開得再好，只要傷口感染就都白做了！
病人也會因為這樣被害慘！
難怪老師要戴五層帽子、兩層口罩啊……
無菌區域：胸部以下，肚臍以上。
刷手後、穿手術衣後，雙手都要維持在無菌區域。
手套或衣服破掉都要立刻更換！
無菌區域

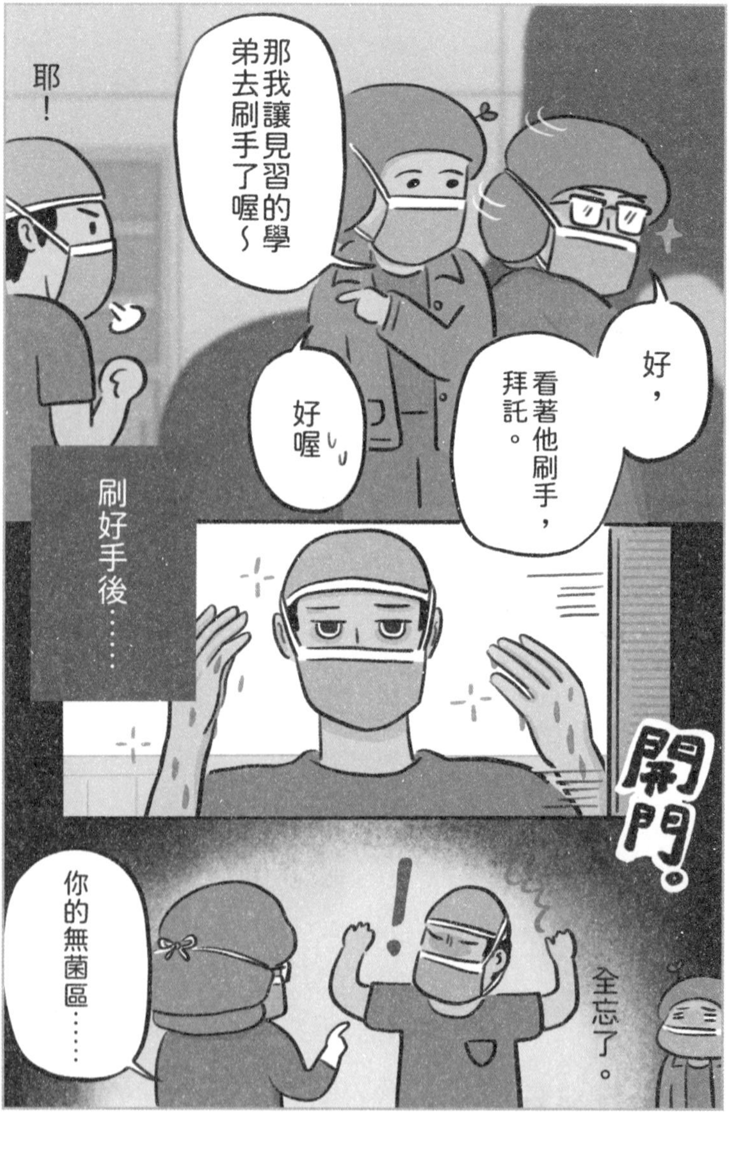
那我讓見習的學弟去刷手了喔～
耶！
好，看著他刷手，拜託。
好喔
刷好手後……
關門。
你的無菌區……
全忘了。

雖然稱為新式刷手，其實已經在各醫院使用長達十多年。

新的刷手方式不用刷子，也不用水，稱作乾式刷手。做法是先用肥皂清洗雙手和指甲縫，將雙手擦乾後，取用足量酒精性乾式刷手液，均勻搓揉、塗抹在雙手手掌、手臂至手肘，直至刷手液揮發至乾掉為止。然後再取一次足量的酒精性乾式刷手液，重複一樣的搓洗步驟，待第二次搓乾刷手液，就是完成一次完整的乾式刷手。

相較於傳統式刷手，新的乾式刷手步驟簡單許多，而且不用忍受尼龍刷刮手的不適感，非常受大家歡迎。許多研究成果也顯示，乾式刷手不易刺激手部皮膚，還能保持皮膚的溼潤度，持續滅菌的效果也優於傳統式刷手。以往總以為比較耗時、繁複的傳統式刷手滅菌效果一定更好，那些已經刷手二、三十年的老外科醫師們，自然也這麼認為，現在這些研究結果打破了既定觀念，但要他們拋棄舊有的認知需要一點時間，所以大部分的醫院會同時保有兩種刷手方式，大家想用哪一種都可以。

但不知道為什麼，我們在教新人或實習生刷手技術時，仍然習慣從傳統式刷手教起，真正用刷子刷手像是不能遺忘的傳統，大家潛意識裡要讓它一直流傳下去，至少讓後來的學弟、學妹們知道，為什麼這個流程要叫「刷手」，而不是搓手吧。

03 術前訪視，讓病人不焦慮

一般人面對開刀都會恐懼和焦慮，因為再小的手術都有風險，且麻醉之後不醒人事的狀態，也讓許多人不安，總害怕自己「醒不過來」了。但是負面情緒對病人和手術都沒有好處，病人可能因此血壓過高，甚至臨到手術房還拒絕開刀，為了提升照護品質，解決大家的焦慮，也成為手術前準備的項目之一，因此**術前訪視不只是確認身分和手術部位做記號而已，也要讓病人充分了解開刀過程，安心的接受手術**。

負責講解的人必須非常清楚整個手術過程，所以會由手術室裡的流動和刷手護理師進行術前訪視，我們會在前一天到病房探視病人，運用影片或照片，簡介病人從病房至等候室、手術室、恢復室的流程；手術完成後傷口包紮的樣子；身上可能會有的管路或引流管；手術時間預計多久等，並且讓病人知道，在清醒時覺得冷或痛都可以直接說出來，手術室裡隨時有醫護人員在身邊，非常安全無須擔心。

簡介後也會主動詢問病人和家屬是否有疑問，讓他們初步了解隔天的行程，對原本未知的手術更有掌握感。除此之外，我還會預告病人，當天從病房去手術房的過程中，會一直有醫護人員確認名字和手術部位，這不是醫護人員不關注經手的病人，而是工作流程上必須執行的確認，每一次詢問都是在保護大家不會被開錯刀。

訪視的本意是關懷，不該影像化

我的手術室工作單位在骨科，由於要動刀的病人太多，沒辦法每一位病人都個別訪視，因此會以老年人占多數的全膝關節置換術為主。不過單單是這一種術式，一次要訪視的病人也可能多達十位，由於大部分都是六十歲以上的老年人，在介紹手術流程時，就要用老年人可以聽懂的語速和用詞，或講他們習慣聽的臺語和客語。

雖然已經有數不清的訪視經驗，但有時也會不確定阿公阿嬤們到底有沒有聽懂我的說明，因為他們看起來一點都不緊張，關心的事也大都與手術無關，像是：「我是早上第一檯手術嗎？」、「如果不是，那要等多久才會輪到我？」、「會不會開很久？我兒子要回家……」**相較於對手術的恐懼，他們似乎更在意要等多久。**

此外我覺得，小孩子比成年人和老年人更需要術前訪視，因為開刀、疾病、麻醉這些事情，對於認知發展尚未完全的孩子來說，所產生的壓力遠比我們想像更大。要讓不同年齡層的小孩理解手術是怎麼一回事，便需要藝術治療師或兒童醫療輔導師協助，引導他們透過繪畫、雕塑、拼貼等藝術創作過程，傳達出無法用言語表示的感受或壓力，或是將手術房營造成小孩不會害怕的環境。

曾經聽過英國的手術室護理師分享，他們會讓小孩坐著玩具汽車進入手術房，在麻醉時念故事書和吹泡泡，讓小孩在完全不緊張的狀態下麻醉睡著，這應該是我所知最人性化、也最客製化的護理方式。

隨著時間的推進，現在有些醫院希望將手術前的訪視影像化，把病人集中在交誼廳觀看介紹影片。雖然感覺更有效率，也減輕了手術室護理師的工作量，但我覺得這並不是一個為病人著想的好方法，護理人員除了執行醫療處置外，最重要的終究還是關懷病人，能夠面對面的解答與關心，才不會失去訪視的本意。

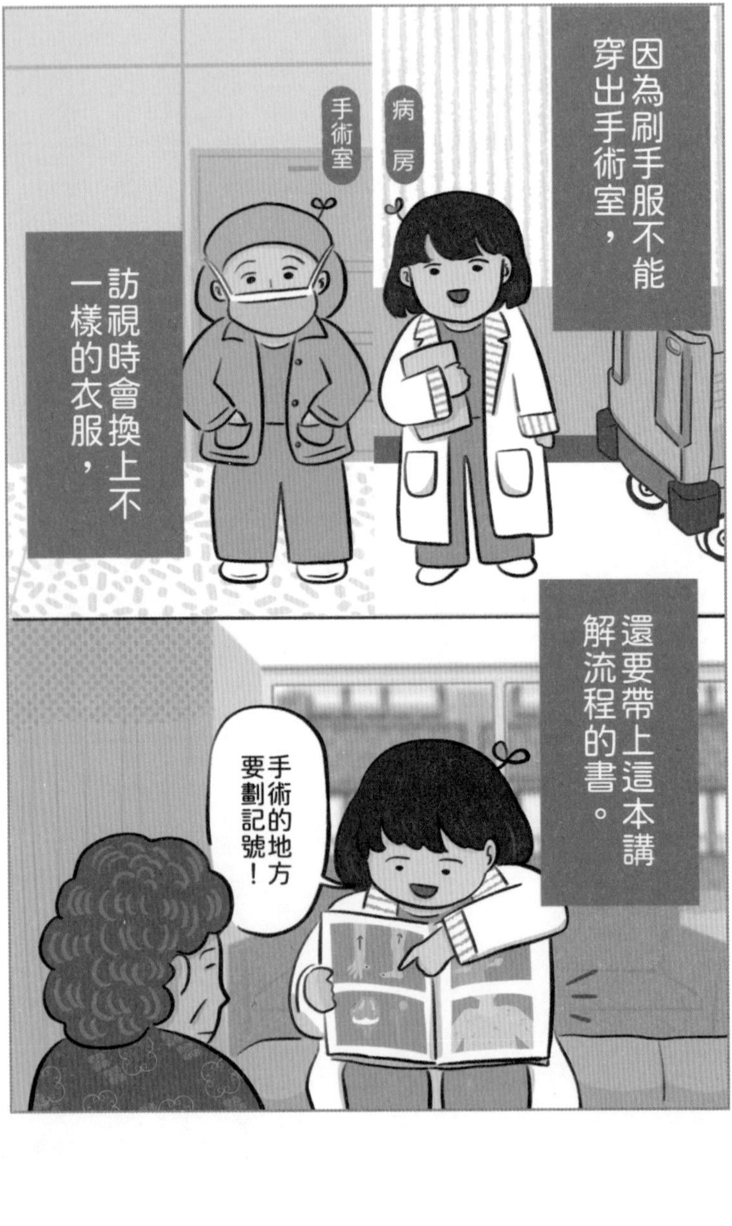
因為刷手服不能穿出手術室，
病房
手術室
訪視時會換上不一樣的衣服，
還要帶上這本講解流程的書。
手術的地方要劃記號！

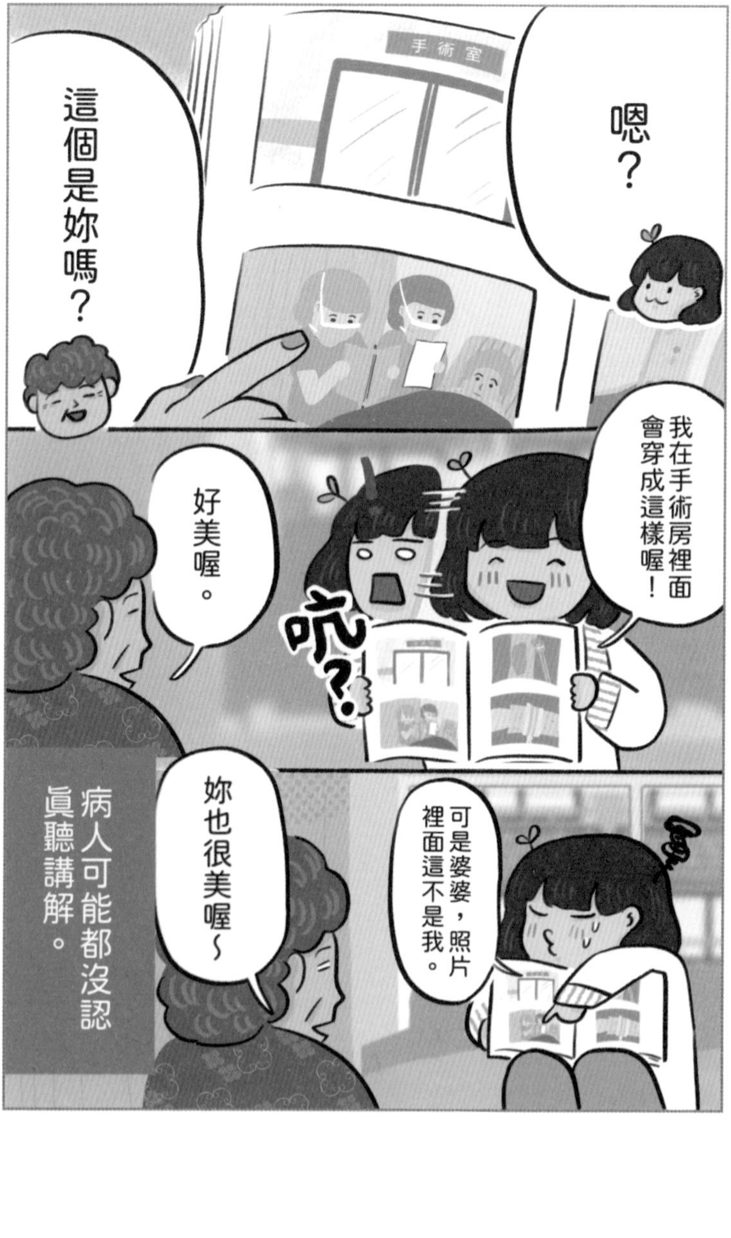
手術室
嗯？
這個是妳嗎？
我在手術房裡面會穿成這樣喔！
好美喔。
吭？
可是婆婆，照片裡面這不是我。
妳也很美喔～
病人可能都沒認眞聽講解。

04 好冷，可以關空調嗎？

病人躺在轉送床上被推到手術室，在通過等候室往手術室區域的自動門時，都會穿過一道強勁的風牆，進入手術室區域後，可以明顯感受到溫度下降了。我們很常在這時候遇到病人問：「裡面好冷喔！手術室的冷氣可以不要這麼強嗎？」

依據衛生福利部對醫療機構空調的設置標準，**手術室溫度需要維持在攝氏二十至二十八度、溼度五〇至八〇%**，適當的溫溼度控制，可以降低病菌的生長率和活躍性，預防傷口感染，這就好像把食物放在冰箱裡比較不容易壞掉一樣。因為手術時劃開人體而形成的傷口，實際上就是一盤暴露在空氣中的生肉，如果開刀時間長達八個小時或更久，在超過二十八度的室溫下，這盤生肉會是什麼可怕的情形？光是想像就覺得有味道飄出來了。

但是，「人體」的體溫過低又會增加感染的風險，所以我們必須製造一個空間很冷、但不讓病人身體寒冷的狀態，那就是：持續幫病人蓋上熱毯和烤燈加溫，隨時注意病人體溫的恆定，但**手術室的冷氣絕對不能關**。

關於手術室冷氣太強還有另一個說法，是為了防止醫師開刀時滿頭大汗，汗水有可能滴到傷口裡造成感染。但這個說法其實很牽強，因為就算冷氣很強，醫師也有大汗淋漓的時候，像是要使力拔除病人體內的鋼釘，或是一邊將病人的骨骼推回正常位置、一邊使力打鋼釘，這時醫師都會叫我們幫忙擦汗，以及擦他充滿霧氣的眼鏡，所以要讓頭上的汗水滴進傷口也不容易。

關掉空調做手術，只有兩種情況

為了保持最適當的環境，我們每天早上都會查核溫度及溼度，每間刀房內也都有溫溼度表，要填表登記確認數值在正常範圍內，如果有異常就要通知工務課協助調整。但有兩種狀況是即使會熱到發瘋，也一定要關掉空調做手術的例子，**第一種是遇**

到大面積燒燙傷的傷患，由於手術中為了清掉燒燙傷壞死的組織，需要沖洗大量的生理食鹽水，但病人的皮膚已經失去保溫功能，常溫的生理食鹽水不斷帶走熱能，加上手術長時間固定不動，病人容易因此而失溫，體溫過低會導致代謝能力下降、免疫力降低，就會增加術後感染的風險。

第二種是有呼吸道傳染疾病的病人，例如肺結核、SARS（嚴重急性呼吸道症候群），或近年流行的新冠肺炎，關掉空調可以預防病毒通過濾網，擴散到其他共用空調管線的手術房，降低其他房間醫護人員及病人感染的風險。

冷氣強這件事，或許骨科的醫護會特別有感覺，因為骨折手術隨時會使用到移動式X光機，為了減少身體接受到的輻射，刷手及主刀醫師都要穿防輻射的鉛衣。一件鉛衣大約五公斤重，光是穿鉛衣做手術就已經熱到頭痛了，如果加上沒有空調、不透氣的防護衣和N95口罩……就會像是穿著雨衣在沒有冷氣的健身房裡運動一般的地獄。

在我還沒進手術室工作時，曾問過已經入職兩年的老同學：「手術房有什麼優點是妳特別推薦的嗎？」本來以為同學會說薪資福利、升遷制度這類世俗的優點，沒想到她思考了許久後說：「夏天時會特別慶幸自己在刀房工作，可以冷氣吹到飽。」夏天的手術室確實特別涼爽，加上臺灣的夏天又特別長，有時還會因為外面太熱，就算下班了也不想走出手術室，甚至因為室內外溫差大而感冒。

但是這個冷氣在冬天時就不那麼稀罕了，因為手術室空調不會隨著季節變成暖氣，跟刀時身上只有單薄的刷手服及手術衣，雙手因為束著乳膠手套感覺更冰冷，如果站著不動，手腳都會冰到麻木。這時又會想起同學說手術房的冷氣是優點這件事，或許到後來，原本剛入職時看到的優點，例如起薪很高、不用被病人使喚、有三十分鐘的用餐時間等，都在工作數年後被其他的缺點蓋過，只剩下冷氣可以當成優點來安慰自己。

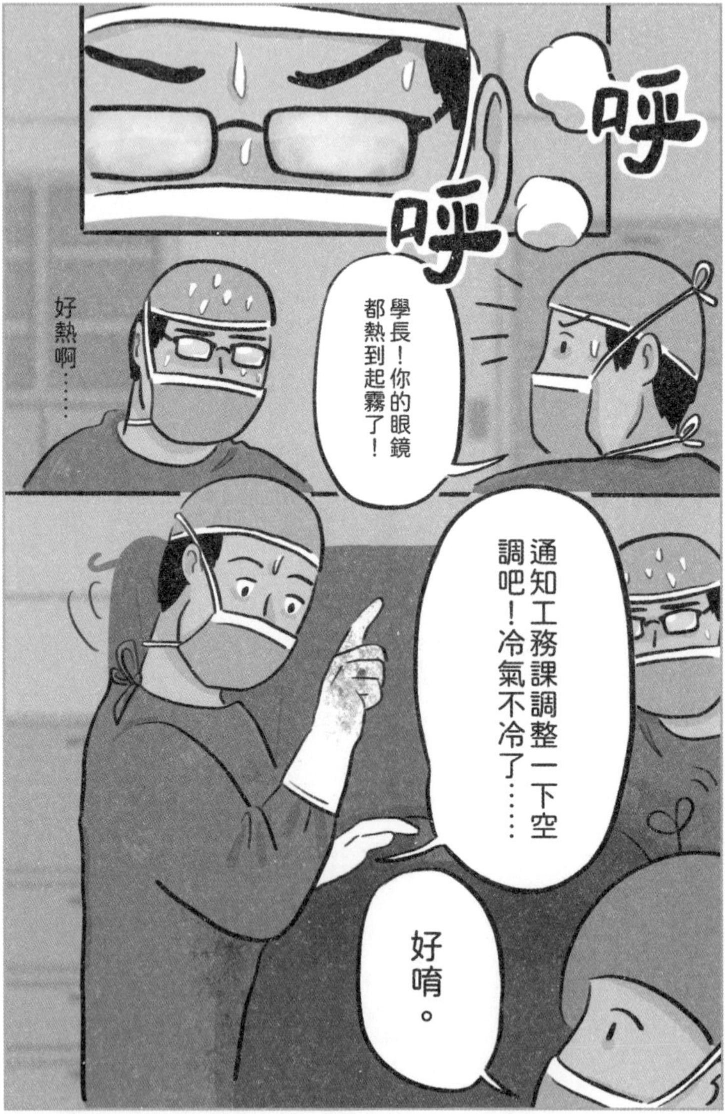
呼
呼
學長！你的眼鏡都熱到起霧了！
好熱啊……
通知工務課調整一下空調吧！冷氣不冷了……
好唷。

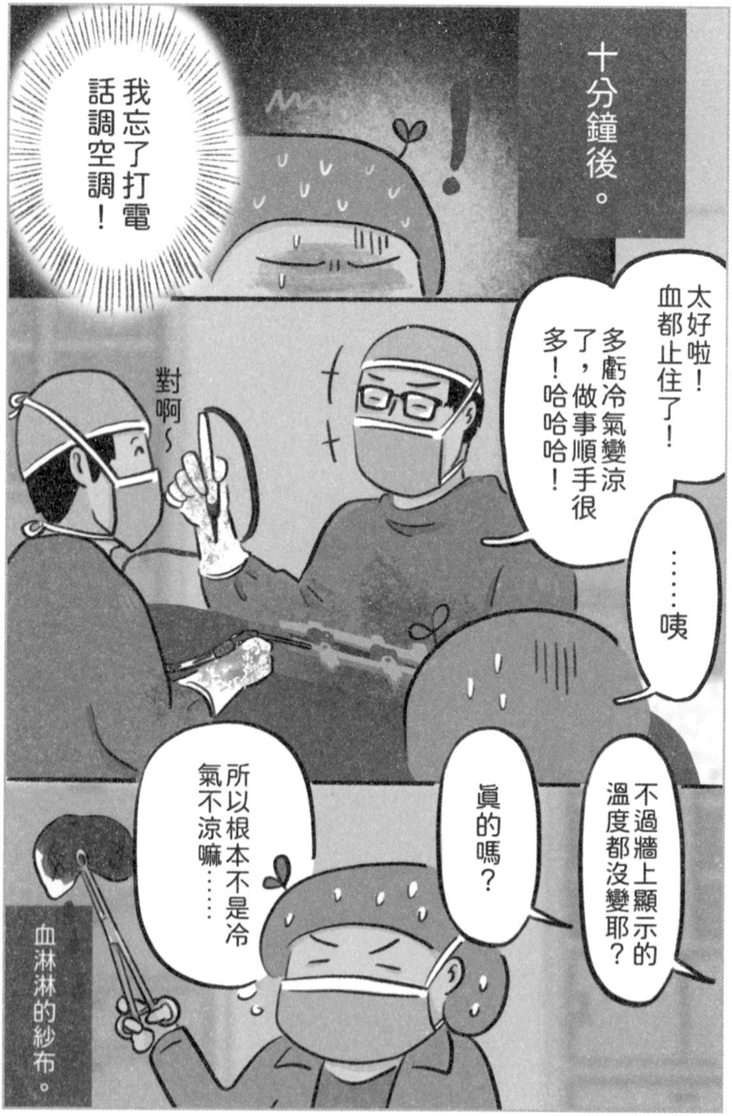
十分鐘後。
我忘了打電話調空調！
太好啦！血都止住了！多虧冷氣變涼了，做事順手很多！哈哈哈！
對啊～
……咦
不過牆上顯示的溫度都沒變耶？
眞的嗎？
所以根本不是冷氣不涼嘛……
血淋淋的紗布。

05 等候室，手術的入境檢查

病人在手術室裡總共會經過三個單位，分別是等候室、手術房、恢復室。等候室是病人進入手術房前的必經單位，就像搭飛機前的入境檢查，避免要麻醉前才發現禁食時間不夠，或是遺漏相關的同意書或藥物，而浪費寶貴的時間。

進入等候室要檢查同意書及攜帶的物品。手術同意書和麻醉同意書如同進手術室的入場券，少一張都不行，而且不能「先開刀，後補票」。手術中要用的藥物和手術後要穿上的護具，會和病歷夾一起帶進手術室，除此之外不能攜帶其他的東西。

有一次我在病人的攜帶物裡，發現一個從來沒看過的東西，是大約掌心大小的圓形磁鐵，詢問才知道因為病人身上裝有心臟節律器。那是用來維持心臟功能的植入式電子儀器，放置在病人鎖骨下皮膚與肌肉之間，當儀器偵測到心跳過慢時，會放電刺激心臟跳動，維持正常的心臟節律，手術使用的電燒刀會產生電磁干擾，造成心臟節律器在不對的時候放電，這個磁鐵可以避免這個情形發生。

完美妝容等開刀，現實中不可能

同樣是因應手術中使用電燒刀的緣故，手術室規範病人只能穿著病人服，且不能穿內衣褲，也不能配戴隱形眼鏡及任何金屬飾品，包括髮夾、戒指、耳環、鼻環、舌環、項鍊、肚臍環等都不行，因為金屬材質及隱形眼鏡都可能導電，內衣褲材質則容易產生靜電，會造成傷口之外的皮膚灼傷或電燒傷。

如果是脫不下來的玉手鐲，會用醫療膠布包覆起來，避免碰撞摔碎造成皮膚受傷；護身符雖然和內衣褲、項鍊的材質不同，但也不能戴在脖子上，因為危急時刻可能成為妨礙醫護人員救命的障礙物，但可以將護身符貼在病歷夾上一起帶進手術房，保全病人的信仰需求。

檢查完以上項目後，最後是檢查病人的臉和指甲，為了在過程中觀察指甲、膚色和唇色來確認血液循環，病人必須全素顏，臉上不能抹粉底，唇上不能有任何顏色的唇膏，手指和腳趾也不能有光療指甲或指甲油。所以，想和韓劇裡的女主角一樣，在手術前後都擁有濾鏡般的完美妝容，在現實中是不可能發生的。

病人也會彼此安慰

等候室在白班時段最忙碌，每間手術房的第一檯病人都會集中在八點前報到，大家會被安置在推床上，等待等候室人員依序檢查，一床一床的並排著，很像大人版本的嬰兒室，這時也能看到各種疾病的病人一字排開，就像統計疾病別上的人口同時出現在眼前般震撼。

有一次我正忙著核對病人帶進來的藥物，突然聽到身後傳來哭泣聲，我眼睛盯著電腦螢幕上的藥品數目沒有回頭，雖然這種情況不常見，但我猜應該就是某個病人太緊張而哭出來。我想去安撫他，但又不想中斷手上的工作，就在內心糾結的頃刻間，聽到有人出聲安慰，回頭一看，竟然是躺在隔壁床的病人起身安撫他。暫且不論病人在要開刀時還能有餘裕去安慰別人，我覺得他用來安慰的話也很有意思，他說：「這一整間都是跟你一樣要進去開刀的人啊！沒什麼好怕的！」雖然邏輯上好像說不通，但是藉由「別人也和我有一樣的處境」，也算是精神科裡團體治療法的其中一部分，開放空間的等候室頓時變成一種合理的設計。

除去護理師們交接班的吵雜聲，等候室裡的病人們都安靜的像座雕像，就連小病人也都像成熟的大人般異常安靜，不吵不鬧。不知道等待的病人心裡都在思考著什麼，沒有手機、沒有電視、沒有認識的人在身邊，就只是躺在推床上等待手術，這段等待的時間對他們來說是不是很漫長呢？

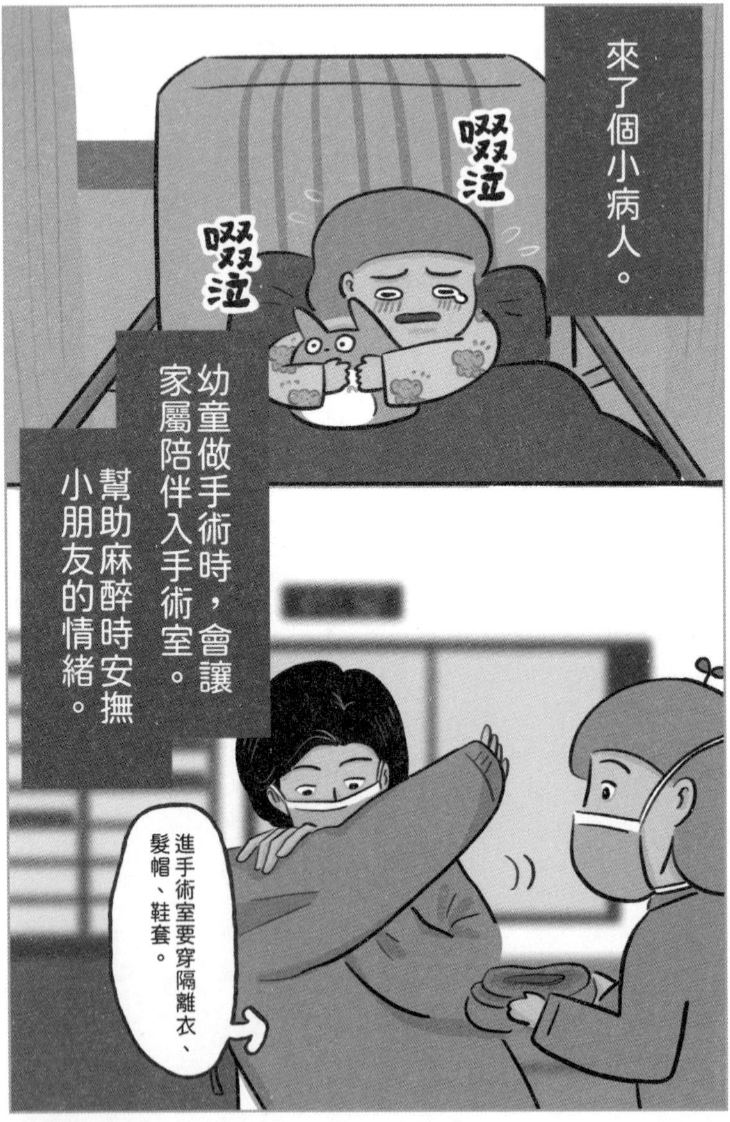
來了個小病人。
啜泣
啜泣
幼童做手術時，會讓家屬陪伴入手術室。
幫助麻醉時安撫小朋友的情緒。
進手術室要穿隔離衣、髮帽、鞋套。

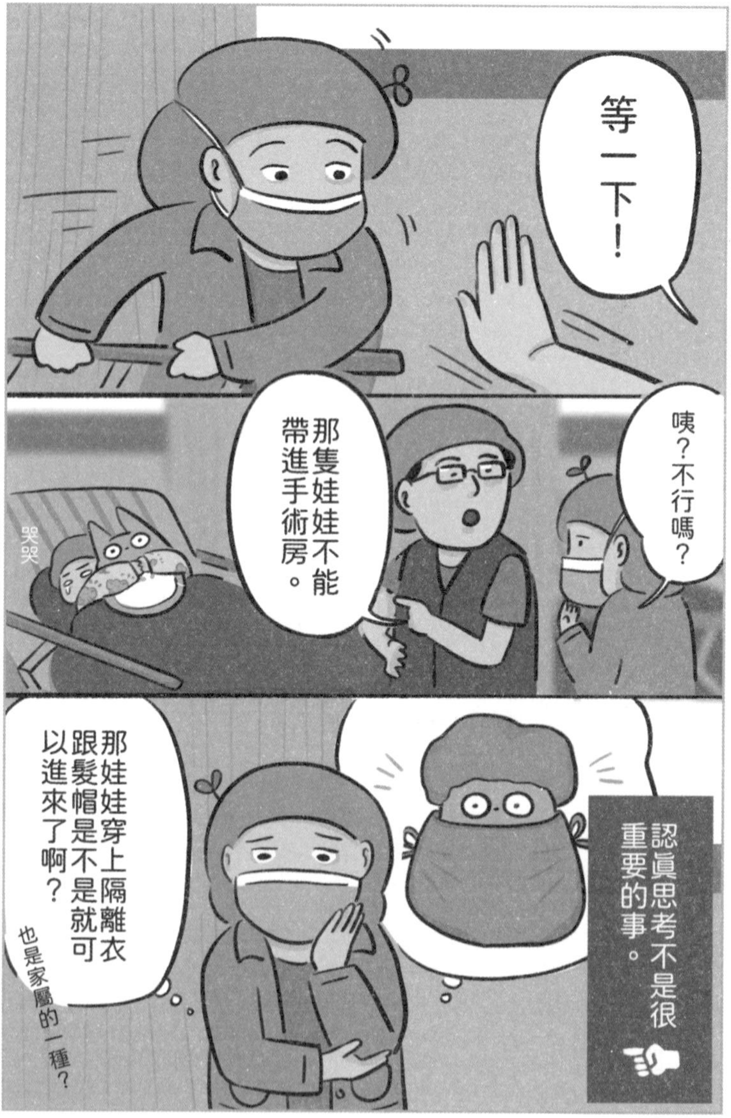
等一下！
那隻娃娃不能帶進手術房。
咦？不行嗎？
哭哭
認眞思考不是很重要的事。
那娃娃穿上隔離衣跟髮帽是不是就可以進來了啊？
也是家屬的一種？

06 讓你睡覺囉，麻姐的溫馨提醒

在病人被麻醉之前，麻醉科醫師會用淺顯易懂的說法，向病人解釋麻醉的過程，像是：「我們先從打點滴的地方注射麻醉藥物讓你睡著，麻醉藥會讓全身肌肉放鬆、失去知覺，原本用來呼吸的肌肉也會放鬆、塌陷下來。為了維持呼吸，會在嘴巴放一根呼吸管連接氧氣，等手術結束，麻醉藥效退之後，可以自己呼吸時就會移除了。」也會隨時叮囑，醒來時要配合指示大口呼吸。

很多病人雖然了解，但對他們來說，麻醉仍然是陌生又無法掌控的狀態，不確定自己在麻醉之後會發生什麼事？害怕會不會在手術過程中突然醒來，或是就這樣一睡不醒？所以在準備麻醉之前，我都習慣對病人說：「讓你睡覺囉。」我覺得相較於「讓你麻醉了」，這樣聽起來輕鬆許多，我希望讓病人覺得麻醉和平常睡覺一樣，只要放鬆就好了。

麻醉不可怕，就是舒服的睡一覺

麻醉是一種使用藥物讓身體暫時失去痛覺與知覺的醫療技術，大致上可以分為局部麻醉、全身麻醉和區域麻醉。局部麻醉無須另外請麻醉科醫師來施打藥物，像是在診所拔智齒、在急診室縫幾針跌倒受傷的額頭，醫師都可以自行在傷口局部打麻藥，讓病人拔牙和縫傷口時不會感到疼痛。

全身麻醉是手術室裡最常見的麻醉方式，還可以再細分為有插管及沒有插管。有些牙醫或是大腸鏡檢查的廣告文宣會提及，如果害怕檢查過程會痛或不舒服，可以自費使用「舒眠麻醉」，在睡著、放鬆、沒有任何感覺的狀態下做檢查，這就是沒有插管的全身麻醉，稱為「靜脈全身麻醉」，是從點滴給予麻醉藥物，適合小型、短時間的手術或檢查。當手術時間預估會超過三十分鐘、呼吸道有阻塞或是重大的手術，則會選擇插管的全身麻醉，也是大部分手術採取的麻醉方式。

區域麻醉則是在特定部位的神經周圍注射麻醉藥，達到下半身或是侷限於手臂、腳部的麻醉，目前也只有這幾個部位可以區域麻醉，無法做上半身或是頭頸部麻醉。區域麻醉的病人無須插管，手術全程都是清醒的，所以半身麻醉剖腹產的媽媽，才能立刻抱著剛出生的小孩和先生一起拍照打卡。

我自己也有被全身麻醉的經驗，從面罩吸入的氣體沒有特別的味道，當麻醉藥物從點滴管緩緩推入體內時，還沒來得及適應藥物在血管裡的脹痛感，我就睡著了，完全沒有漸進入睡的感覺。下一秒醒來時手術已經完成，過程中沒有任何不舒服，也沒有被拔除呼吸管的印象和疼痛感，真的就像舒服的睡了一覺，而且比平常的睡眠更深沉，有了這次經驗我才知道，原來麻醉真的沒有想像中可怕。

麻姐一句話，撫平病人緊張心緒

外科醫師有刷手和流動護理師協助進行手術，麻醉科醫師也有自己專屬的麻醉科護理師，協助麻醉和插管。在手術室裡面，我們都叫麻醉科護理師為「麻姐」，無論是資深或菜鳥都一樣，不知道這是不是「麻醉科學姐」的簡稱，不過近年來有許多男性麻醉科護理師，所以也開始有「麻哥」的稱呼了。

麻姐是麻醉科醫師在每一間刀房的分身，手術進行時，病人如果有任何緊急狀況，麻姐除了立刻打電話向麻醉科醫師反應，也要先做出初步的醫療處置，維護病人在手術中的安全，是需要獨立決策且非常具醫療專業性的角色，所以我非常佩服每一位麻姐。

雖然每天都在麻醉病人，麻醉和手術對麻姐來說好像稀鬆平常，但他們仍然會對每一位甦醒的病人說：「你辛苦了，手術做好了，一切都很順利喔。」剛開始，我對這個舉動不以為然，因為剛甦醒的病人都是迷迷糊糊的，可能對這些安慰完全沒有印象，直到我自己和家人成為被麻醉的對象時，才感受到這些話語的影響遠比我想像的更多，能夠觸及病人當下需要被安撫的心緒，像被承接住一樣安心。

原來，越是容易忽略的事越是重要，不管在臨床上或生活中，都是一樣的道理。

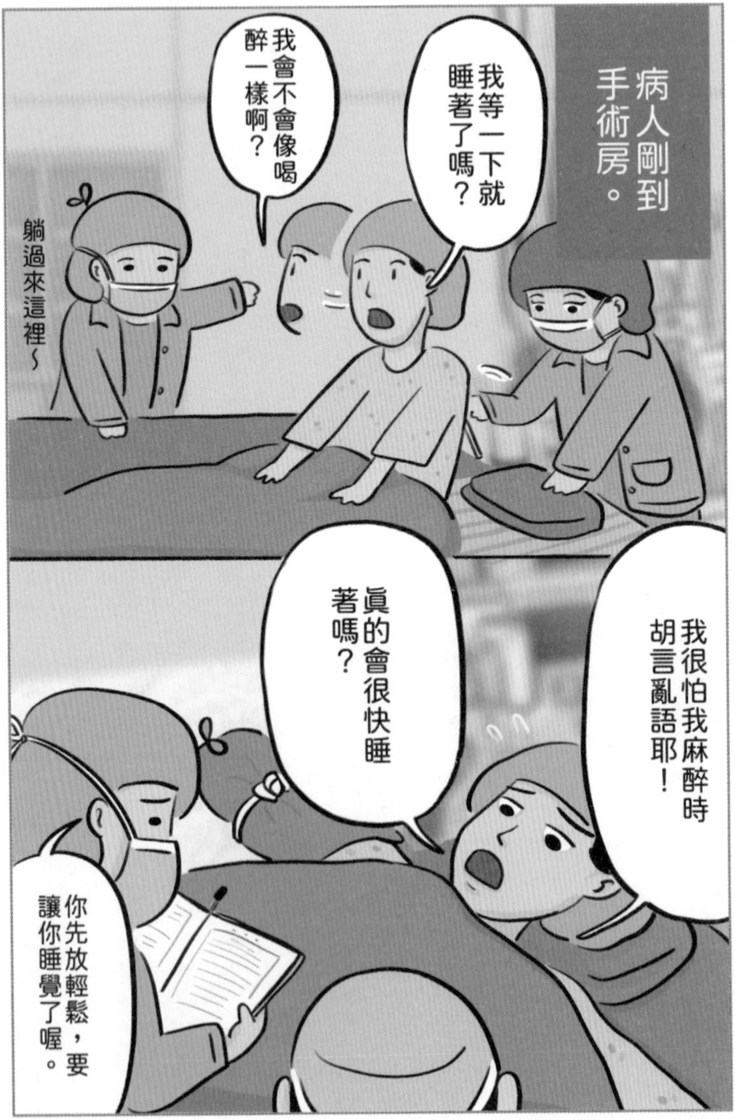
病人剛到手術房。
我等一下就睡著了嗎？
我會不會像喝醉一樣啊？
躺過來這裡～
我很怕我麻醉時胡言亂語耶！
眞的會很快睡著嗎？
你先放輕鬆，要讓你睡覺了喔。

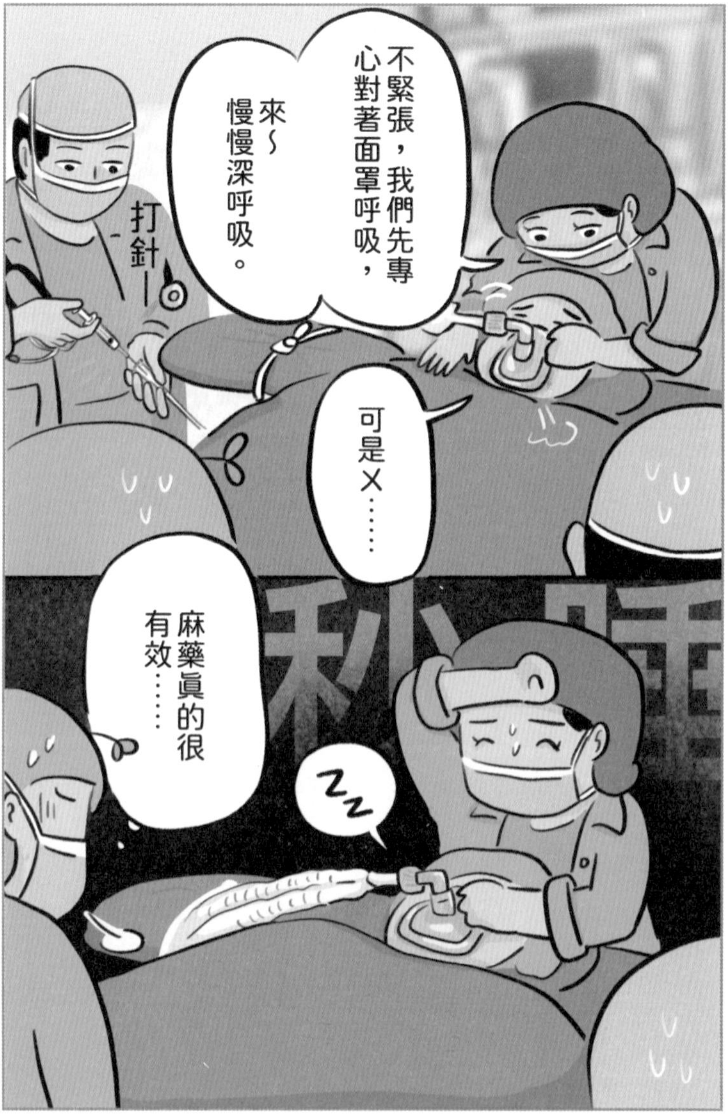
不緊張，我們先專心對著面罩呼吸，
來～慢慢深呼吸。
打針
可是ㄨ……
麻藥眞的很有效……
ZZ

07 劃刀前準備，擺姿勢、消毒、鋪手術單

開過刀的人一定都很好奇，麻醉失去意識之後，到在恢復室裡迷糊醒來之前，這段時間手術室在忙什麼？

做手術並不是病人麻醉睡著後就開始動刀了，在那之前還有許多前置作業要做，會由流動護理師與外科醫師或手術專責護理師一起準備，大致分為三個步驟：擺病人手術姿勢、手術部位消毒、在病人身上鋪手術單。如果醫師預估開刀時間會很長，或是隨著手術中持續從點滴輸液，漸漸漲大的膀胱會影響到腹腔鏡的視野，在擺姿勢之前還要先幫病人放置尿管，解決內急問題。

麻醉科完成作業後，會告知我們可以開始準備，在還沒發出這個訊息之前，誰都不能隨意翻動病人，因為病人的呼吸管可能還沒固定好，所以一定要耐心等待。

躺著、趴著、腳張開，依手術部位擺姿勢

首先是幫病人擺姿勢，因應各個手術部位有不同的擺法，胸腹部、四肢骨折的手術是平躺的「仰臥式」；脊椎、背部肩膀開刀是趴著的「俯臥式」；髖部手術、大腸鏡檢查是側躺的「側臥式」；泌尿科、婦產科是平躺、腳張開的「截石臥式」，這些都是常見的姿勢。

由於病人麻醉後就睡著了，沒有痛覺和知覺，如果擺的姿勢不舒服，或是被手術床零件夾到身體，也沒辦法自己換姿勢或即時講出來，所以幫病人擺姿勢的同時，流動護理師也要仔細的檢查病人身體，有沒有被夾到或壓迫的地方。

此外，壓在病人身體下的管線或衣服也要拉出來，因為若是局部皮膚受壓太久、血流受阻，可能會形成破皮或水泡，例如脊椎手術趴著的姿勢，膝蓋、胸部及腹部會受壓，就要在這些部位放脂肪墊或軟枕分散壓力。脂肪墊是專門設計給手術擺放姿勢時，提供支撐和保護的墊子或墊片，材質柔軟有彈性，配合不同的手術床零件和支架有不同的形狀。

擺好姿勢後就可以準備消毒，手術前的消毒，和打針消毒的概念相似，但會更複雜一點。前一天病房護理師會提醒病人一定要洗澡，降低皮膚表層的菌落和微生物，去除靠近劃刀部位的痠痛貼布、透氣膠帶等，才不會有藏汙納垢的機會。

手術當天，為了避免皮膚上的細菌隨著傷口進入體內，及劃刀部位的周圍都有確實消毒，在準備消毒前會去除病人身上的病人服，露出需要消毒範圍的皮膚，其餘部位覆蓋加溫的熱布。專責護理師或醫師會戴上無菌手套，用含消毒成分的皂液刷洗手術部位的皮膚，這個步驟就和洗澡概念一樣，是在去除表層的髒汙和細菌。

擦掉肥皂泡後才是用酒精溶液消毒，以劃刀部位為中心，至周圍十五公分的區域，由中心開始往外擦拭，不能來回擦拭，並且要有足夠的時間讓消毒液乾燥，才能充分發揮消毒效能，之後就可以鋪設手術布單了。

前置作業一小時，醫師體力剩一半

鋪手術單的目的，是要將其他沒有消毒的部位區隔開來，並且有足夠的無菌範圍可以操作手術工具，這樣就不會因為誤觸到未消毒的區域，將細菌帶到手術劃刀的部位造成感染。所以鋪單的第一步，會將最不乾淨的地方包裹或蓋起來，例如膝蓋手術會先把相對不乾淨的大腿根部、腳掌包住，髖部手術會先蓋住會陰部、屁股，再由劃刀部位周圍開始蓋手術單。

另外，為了不讓手術中的血噴到麻姐和麻醉機上，麻醉科和手術人員之間，也會有一道高高的綠色掛布隔開，這也是為了建立起手術的無菌範圍。

鋪單的方式會因為部位、方式而有不同的鋪法，偶爾還會依照醫師個人習慣做一些花式變化，我在擔任刷手時，每個醫師鋪單的方式都要記在腦海裡，因為醫師也不會明確說出他要大張還是小張的手術單，或是要夾手術單的布鉗，必須在他伸出手時就遞出他要的手術布單，就像在手術檯上，在醫師開口前遞出正確器械一樣。

完成以上前置作業就能準備劃刀了，有時僅僅準備的過程就要花上一個小時，所以外科醫師們都會開玩笑的說，光是準備就耗掉一半體力了。隨著手術的複雜度預想過程中每一步的需求，同時也要保護病人的安全和舒適度，一場手術需要耗費的人力和時間，比大家想像的更多、更複雜，麻醉後、開刀前的手術室就已經很忙了。

還有哪裡要加強？

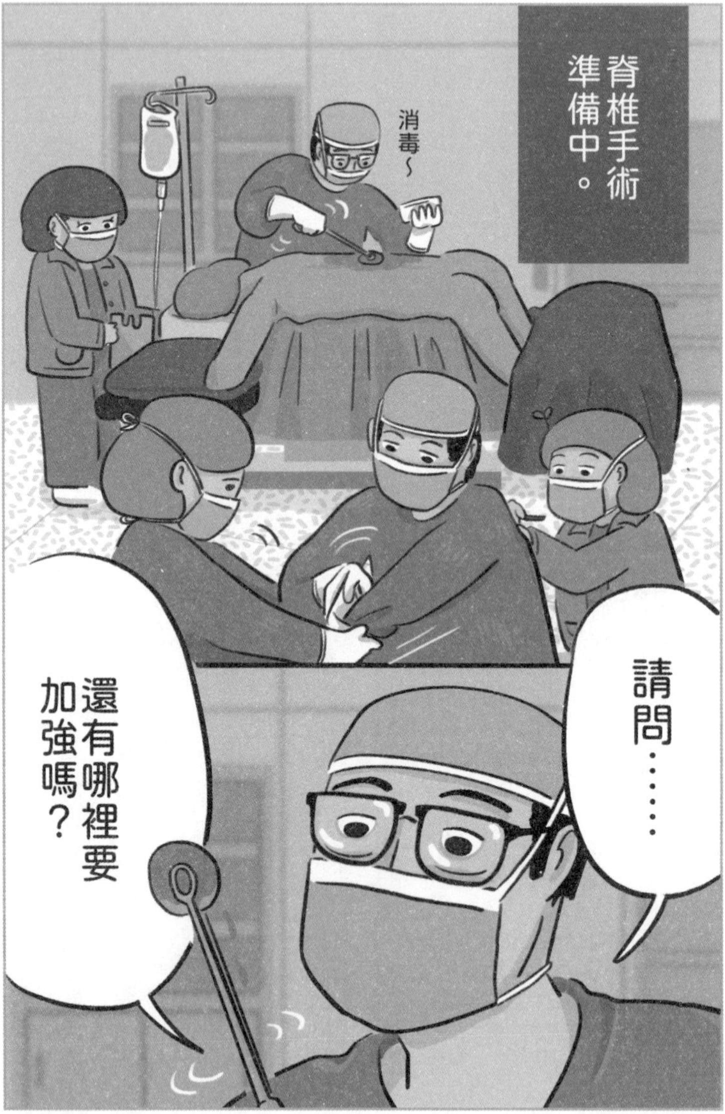

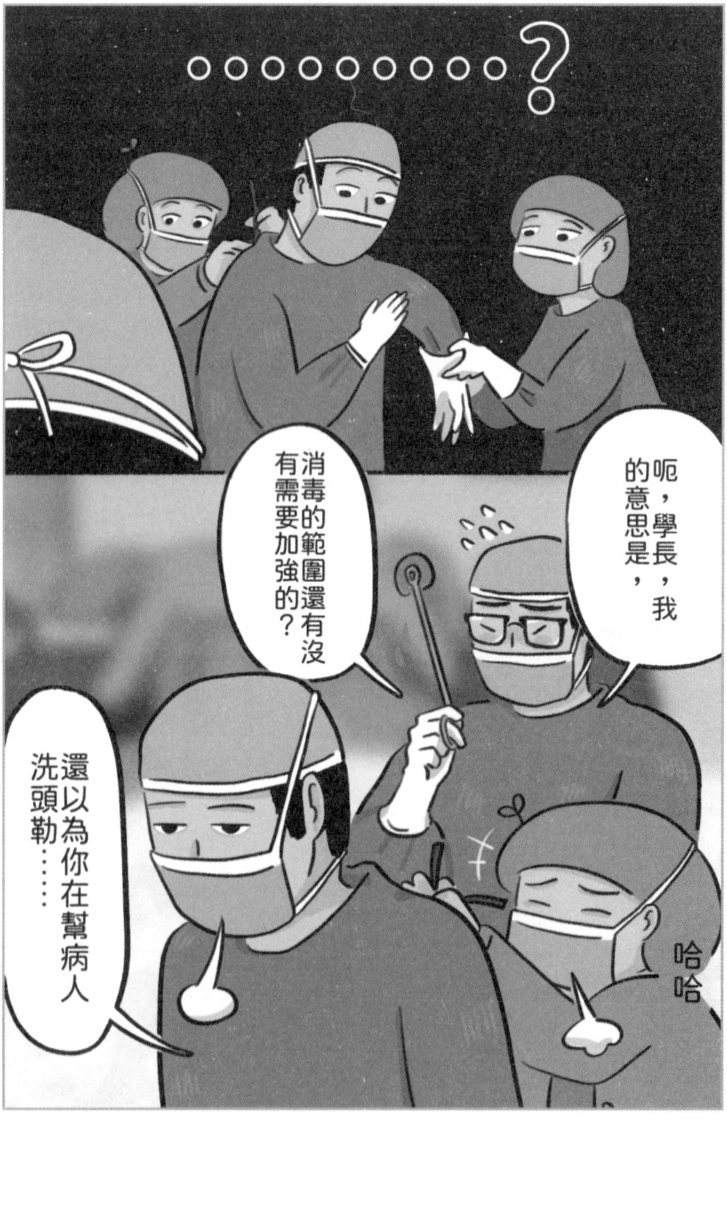
○○○○○○○○○○？
呃，學長，我的意思是，
消毒的範圍還有沒有需要加強的？
還以為你在幫病人洗頭勒……
哈哈

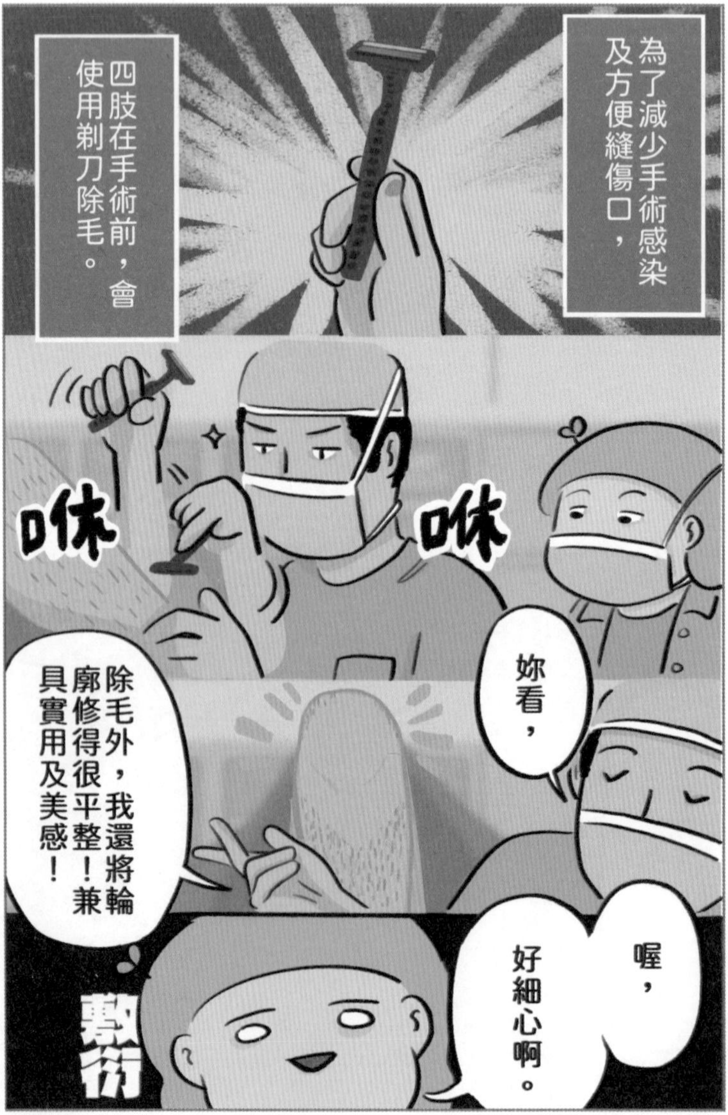
為了減少手術感染及方便縫傷口，
四肢在手術前，會使用剃刀除毛。
咻
咻
妳看，
除毛外，我還將輪廓修得很平整！兼具實用及美感！
喔，好細心啊。
敷衍

08 暫停時間，守護病人安全的最後關卡

鋪設好無菌布單後，繁複的手術前置作業就算完成，接下來刷手護理師會將工作桌往手術檯靠攏，裝置好電燒筆、抽吸管和手術燈把，等儀器設備及病人的檢查影像一切就緒，就會迎來劃刀前的「暫停時間」。

醫師會在這時說出「Time out!」，手術房裡每一個人都要停下手上的動作，麻醉護理師會在麻醉機那一端看著麻醉同意書，流動護理師要拿著病人的病歷本，站在主刀醫師身旁，唸出手術同意書上的資料：「病人姓名〇〇〇，〇〇年〇月〇日生，右膝退化性關節炎，做全膝關節置換術，右膝。」然後主刀醫師會看著手術同意書，確認並重複一遍手術部位：「右膝，正確無誤。刀來！」這時刷手護理師會將手術刀遞到醫師的手裡，手術正式開始。

手術前確認，有世衛組織的統一規定

為了避免發生手術部位錯誤、病人錯誤、手術植入物錯誤，也就是開錯部位、開錯人、放錯東西到病人體內，醫院會採用世界衛生組織（World Health Organization，縮寫為ＷＨＯ）所制定的手術安全查核單，來確認手術過程中各工作項目是否正確執行，以保護病人手術期間的安全。整個查核總共分為麻醉誘導前（Sign in）、劃刀前（Time out）及病人送出手術室前（Sign out）三個階段，分別有不同的確認項目和參與確認的人員，所以無論擔任團隊的哪一個角色，都必須清楚了解眼前手術的資訊，在團隊裡互相檢查與把關。

劃刀前 Time out 是查核單上的其中一項，也稱為「劃刀前作業靜止期」，手術團隊於劃刀的前一刻停止手邊任何事，共同再次確認病人的基本資料、手術名稱、手術部位、影像資料及自費醫療材料項目無誤後，才開始進行手術。

有時候主刀醫師會催促或打斷 Time out 步驟，這時他們的語氣多半很凶，但為了病人的安全著想，在 Time out 項目尚未確認完成之前，刷手護理師都不會輕易把手術刀交給醫師，因為錯誤往往就發生在這種情境之下。所以，劃刀前的 Time out 並不是形式或開刀儀式感，這樣反覆確認的步驟，是為了找出流程中的錯誤或遺漏事項，在發現疏忽或有疑慮時，可以即時修正或補救。

只有急救才會跳過暫停程序

不過在我的工作經驗裡，還是遇過未執行 Time out 的時候，那是一個從急診一路壓胸（按：做心肺復甦術）進手術室的病人，情況非常危急，我甚至不確定手術內容是什麼，只知道病人因車禍造成內臟出血，被緊急送來。

當時我用比平常快兩倍的速度穿手術衣、戴手套、鋪手術桌，醫師消毒病人軀幹的方式也從擦拭變成直接潑灑。「需要 Time out 嗎？」這樣的疑問才閃過腦中，下一秒我剛裝上刀片的手術刀已經被醫師搶走，急救真的像是在和死神搶時間。

這位病人最後還是不幸往生，看著搶救後一片狼籍的手術房，想到我在這麼緊急的狀態下還想著 Time out，不禁懷疑自己是夠沉著冷靜，還是思想已經固化了？

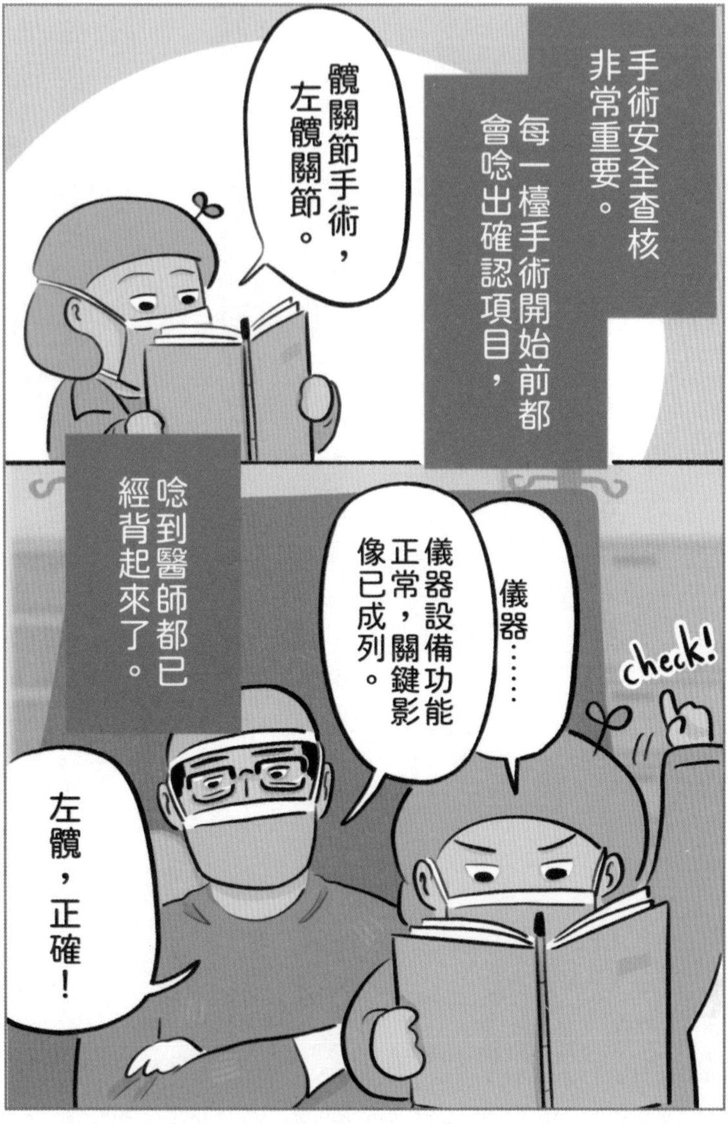
手術安全查核非常重要。
每一樁手術開始前都會唸出確認項目，
髖關節手術，左髖關節。
唸到醫師都已經背起來了。
儀器……
儀器設備功能正常，關鍵影像已成列。
check!
左髖，正確！

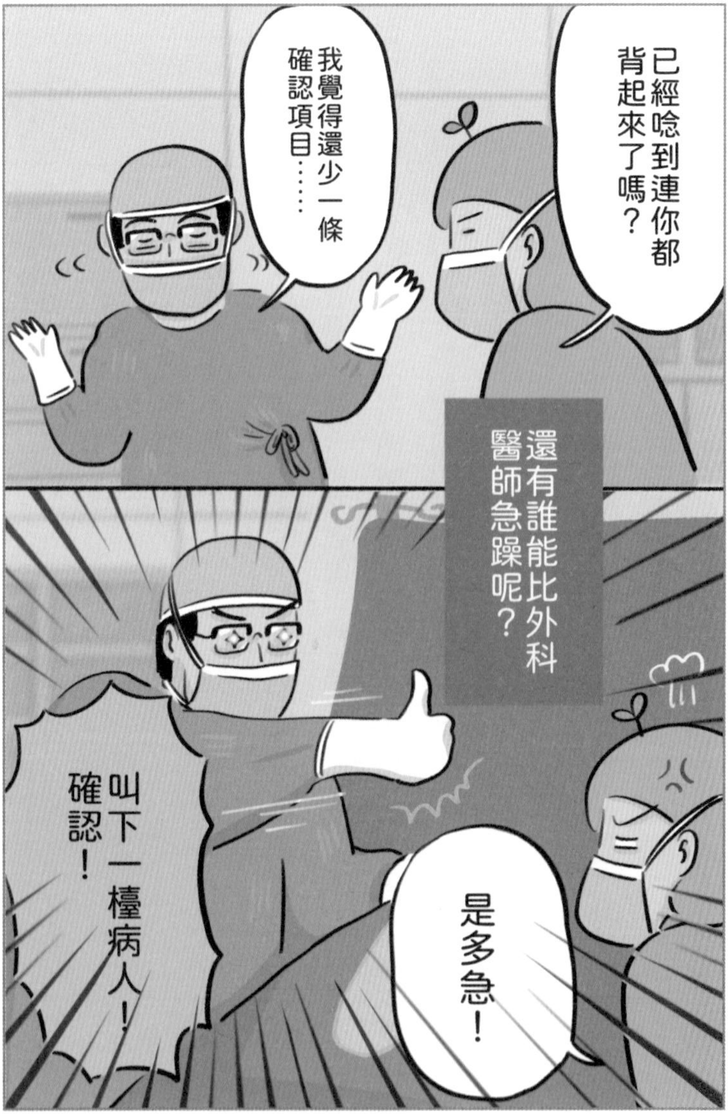
已經唸到連你都背起來了嗎？
我覺得還少一條確認項目……
還有誰能比外科醫師急躁呢？
叫下一檯病人！確認！
是多急！

09 餐廳拚翻桌率，我們拚換檯率

由於手術需要大範圍的無菌區域，所以會在病人身上蓋很多滅菌的手術單，且為了防止血液或無菌溶液滲溼而破壞無菌範圍，會覆蓋至少三層，病人可說是完全被布蓋住的狀態。手術完成後，刷手和醫師會一起卸除一層層的手術單，流動再接手協助包紮固定傷口，順道檢查掀開的布單下有沒有意外驚喜。

驚喜大致上有兩種，可能是手術時間太長，灌入太多點滴造成膀胱潰堤的大洪水，也可能是病人在禁食時間前先吃了大餐，造成下消化道土石流。

由於麻醉甦醒期間，病人會逐漸恢復意識，身體漸漸有知覺，為了讓他們醒來時是舒適的狀態，流動要先將對方身上整理乾淨。在基礎護理學裡，第一個學習的護理技術，就是幫臥床、不能自行活動、身上有管路的病人換衣服和床單，這是最基礎、最簡單，也最快讓病人感到舒適的方式，而流動要執行的便是這項護理技術。

舒適的甦醒和止痛藥一樣重要

另外，先將病人沾到排泄物的部位清理乾淨，再仔細擦去殘留的消毒液和乾掉的血漬，換上乾淨的病人服，若對方是無法控制排尿的老人、幼童或癱瘓的病人，還會包上尿布。接著用溫熱的被子包裹身體，打開加溫的暖被機和烤燈；最後用打溼的紗布輕柔擦去病人的眼淚和口水，讓對方溫暖、舒服的甦醒過來。對病人來說，這些動作和術後的止痛藥一樣重要。

除了維持病人的舒適，保護病人安全也是麻醉甦醒後的重點。等待麻醉甦醒時，病人的意識還不清楚，會像喝醉一樣半夢半醒，有些人會忘記自己在手術房裡，用力掙脫甚至揮拳踢腳，尤其是體格壯碩的病人，需要好幾個人上前壓制。為了不讓病人在混亂中拔了呼吸管或跌下床，流動會用固定帶將對方大腿和雙手前臂固定在手術床上，做「保護性約束」，等到病人成功拔除呼吸管，意識清醒之後，就可以鬆綁了。

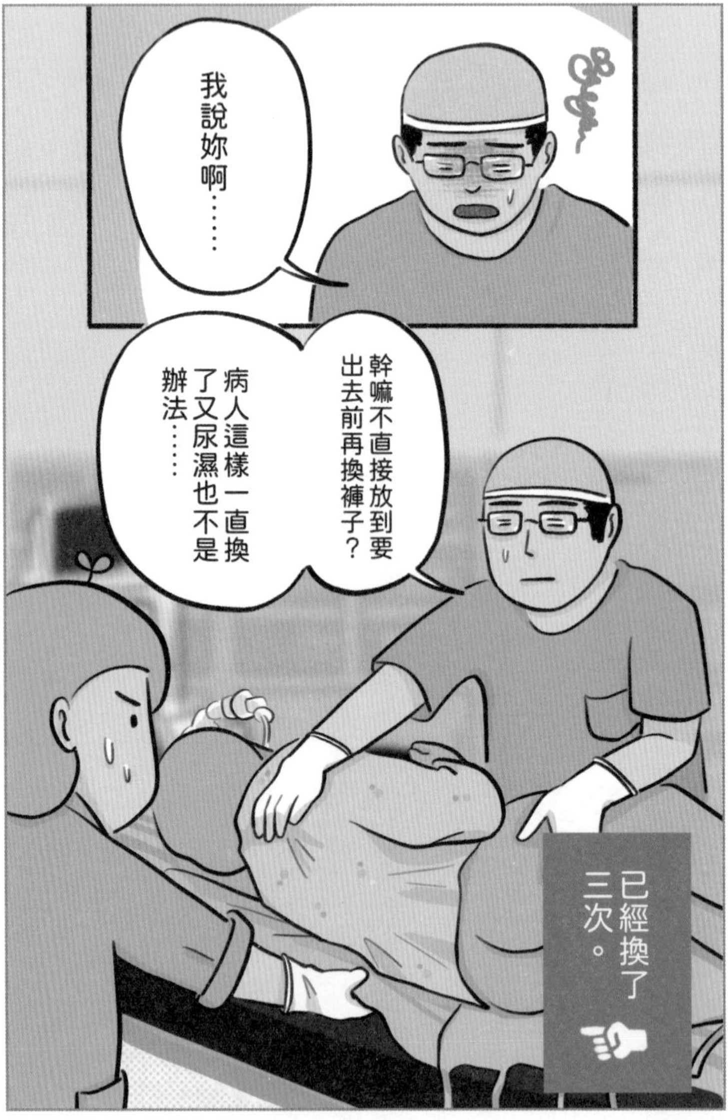
我說妳啊……
幹嘛不直接放到要出去前再換褲子？
病人這樣一直換了又尿濕也不是辦法……
已經換了三次。

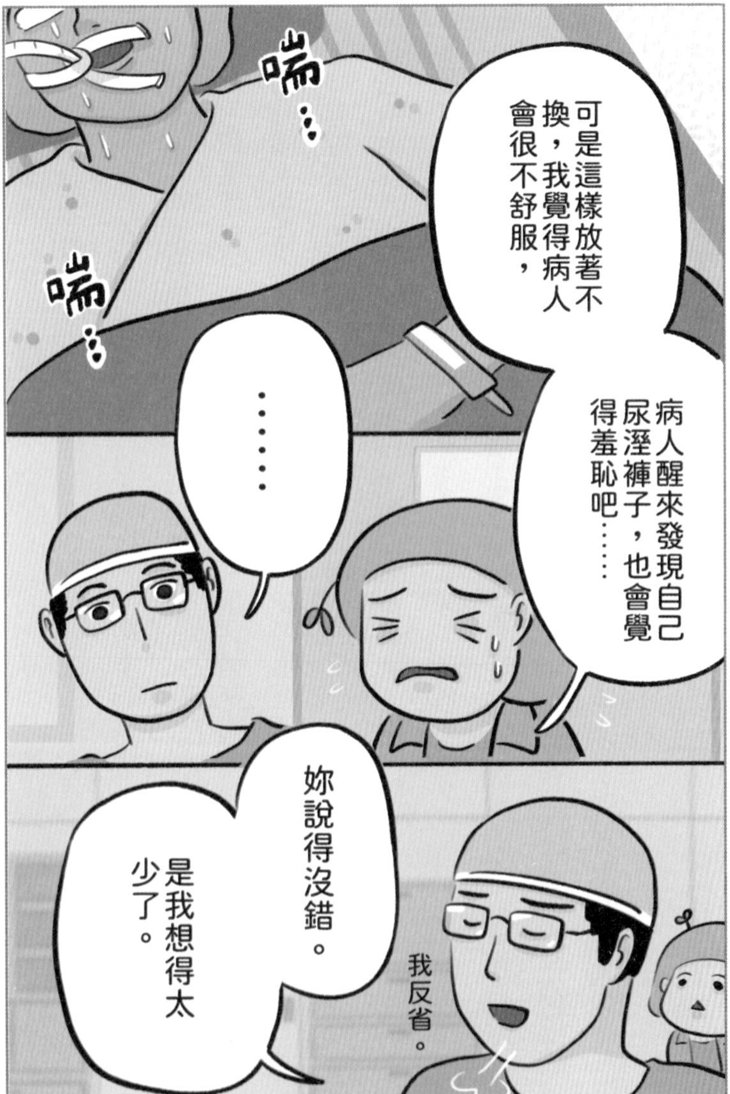
喘……
可是這樣放著不換，我覺得病人會很不舒服，
喘……
病人醒來發現自己尿溼褲子，也會覺得羞恥吧……
……
妳說得沒錯。是我想得太少了。
我反省。

甦醒後的病人會由流動和麻姐帶至恢復室休息，恢復室也是觀察病人術後狀態的單位，方便有突發狀況，外科醫師能立即處理。通常病人會在恢復室停留一至三個小時，在流動與恢復室的護理師交接班之後，手術室的程序就完整結束。

臺灣人口逐漸高齡化，開刀的病人逐年增加，在有限的時間裡，要做的手術越來越多，**手術房就像一家拚翻桌率的餐廳，只是我們拚的是「換檯」率，不斷縮短每一檯刀的時間，加快工作的速度。**雖然在短時間內也能完成所有的工作，但是手術後可以好好整理病人的時間也被壓縮了，只能簡單的幫病人穿好衣服，熱被子還沒蓋暖就要送往恢復室，沒有時間稍作休息，馬上就要迎接下一個病人。

劃開傷口、置入醫療材料、將傷口關起來、把病人送到恢復室，一整天重複這樣的流程六至八次，有時覺得自己不像是護理人員，反倒像生產線上訓練有素的作業員，產生很矛盾的情緒，一方面佩服自己，能夠跟上這麼快的節奏沒有任何出錯，但也思考著，**少了整理、安撫病人的時間，似乎對整個手術的結果沒有太大影響，這樣的模式持續下去，對病人來說真的是好事嗎？**

第 3 章

病房和刀房，哪個比較好？

01 手術檯也需要讀心術

在剛成為小綠人，見習刷手護理師跟刀時，總覺得刷手好像會讀心術一樣，醫師明明一直看著手術傷口的部位，沒有回頭也沒有出聲，只是手往身旁的刷手學姐一擺，學姐立刻就將醫師需要的器械放在對方手上，分秒不差。

第一次覺得自己擁有像這樣的讀心術，也是在見習的時候。那時醫師正在縫合傷口，看他縫到一個段落後抬起張開的右手，心想醫師應是要剪斷縫線，我便直接抓了工作桌上的剪刀遞給他，雖然沒有像學姐傳遞得那麼俐落，但這是我第一次在醫師沒開口的情況下，遞出他當下需要的東西，心裡萬分激動，忍不住想：難道我就是那個特別適合在手術室工作的人嗎？

然而在我實際站在刷手護理師位置、獨立跟刀時，才知道一切不是那般容易。

器械百百種，名稱隨意叫

在傳遞器械之前，必須先認識器械，基礎類別的器械有手術刀、剪刀、撐開器、縫合用的持針器、夾布單的布鉗等，依照不同科別、手術部位的需要，會有不同的配置。例如運用在手部，因為傷口較小，會配備迷你的撐開器、小組織剪刀、小持針器；而腿部用的器械則為了能深入傷口，會配置較長的剪刀、鑷子，及拉開傷口的各種勾類。

每一支器械都有自己的名字，通常以器械的用途、外觀特徵，或發明者的名字來命名，雖然課本有將器械翻譯成中文，但臨床上都是以英文來稱呼，而且大家的念法與發音習慣，不一定按照課本上的名稱來稱呼。有些醫師還會直接用臺語說他要ㄍㄚㄅㄤ（剪刀即是組織剪，英文為 Scissors）或ㄋㄝ．ㄚ（夾子，指夾緊組織或血管的鉗子，英文為 Kelly），甚至為器械取暱稱，像是某位醫師常用的器械，就會戲稱那是「○○醫師的那一支」。

手術室不會嚴格、制式化的規定醫師要怎麼叫器械，也是讓新進的小綠人們容易混淆器械的原因，以我自己的經驗，建議新手可以像背單字一樣，將各個器械製作成單字卡，一面是圖片、另一面是名稱，可以更快的記下每一個器械。

傳遞器械要正確、貼心、安全

傳遞手術器械，並不是醫師說他要什麼，刷手護理師就按照指示遞給醫師而已，很多情況下醫師不會唸出他要的器械，只會說他要「那個」，這時通常只有資深刷手才會知道，醫師口中的那個是哪個。

此外，手術時醫師的視線長時間固定在傷口部位上，因為有手術燈的強光，移開視線容易有視覺殘影，或是錯過已經確認好要處理的區塊，所以醫師經常不會轉頭或轉身接過器械，刷手護理師就必須注意安全，不讓尖銳物例如手術刀、縫針、鋼針在傳遞時誤傷醫師，還要將器械的握把對準醫師的虎口或手指，讓他一拿到就能立刻使用。簡單來說，傳遞器械不但要正確，也要貼心又安全。

在學習跟刀時，偶爾會遇到不知道從哪著手的困境，手術檯上無法抄寫筆記，也沒有可以參考的教科書，在學校更是完全沒學過，便需要自行查閱資料和製作筆記。

我的筆記是以單項手術為主題，按照手術流程將器械名稱與圖片排出使用順序；完成筆記後，先閱讀相關科別常用的術語單字及生理解剖圖，例如膝關節置換手術，就閱讀腿部肌肉、韌帶、神經、血管的生理解剖圖及單字。看手術流程影片時，搭配單字和圖片理解器械如何使用，這樣記憶更有邏輯，不會像背課文一樣只是死記。我覺得學習跟刀和做料理很像，器械就是所有的廚具，手術步驟就是料理的步驟，理解怎麼使用廚具，會比背誦食譜更容易記憶。

新人試用期的日子，每一次跟刀都像在驗收讀書練習後的成果，漸漸從原本跟不上醫師的手術步驟，到後來可以在國際交流示範手術中擔任刷手護理師。這種直播示範手術不能有任何延遲和失誤，與醫師搭配的每一步都必須很精準，才覺得自己終於學會了手術室裡的讀心術。

那一支是哪一支？

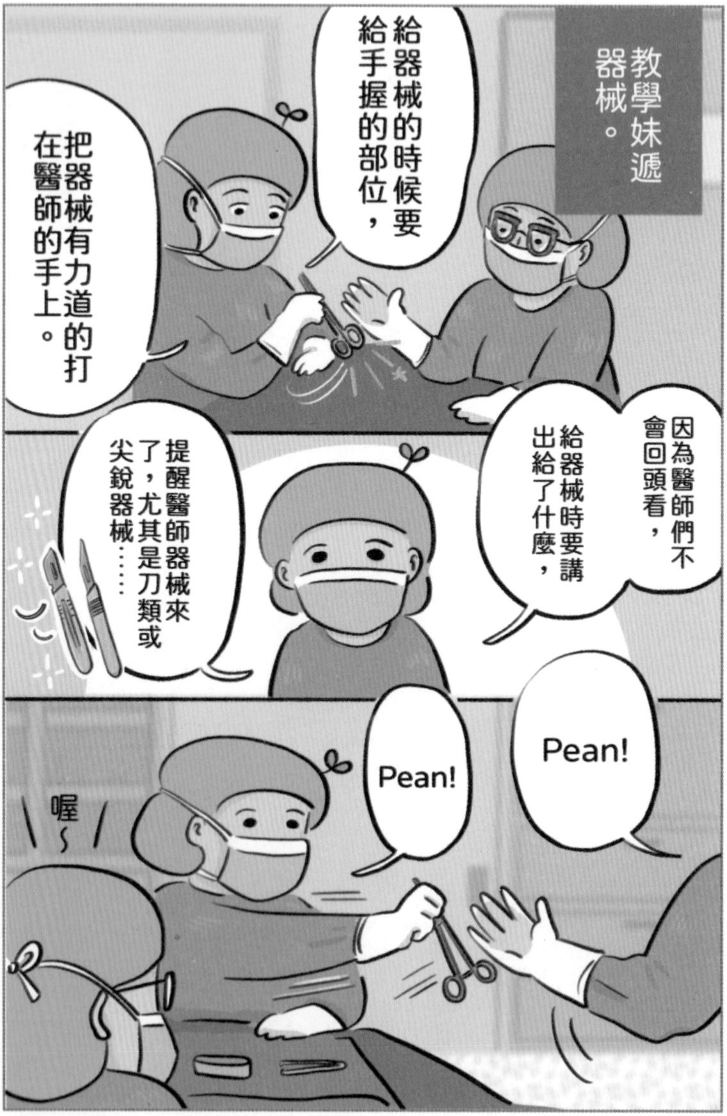
教學妹遞器械。
給器械的時候要給手握的部位，
把器械有力道的打在醫師的手上。
因為醫師們不會回頭看，給器械時要講出給了什麼，
提醒醫師器械來了，尤其是刀類或尖銳器械……
Pean!
Pean!
喔～

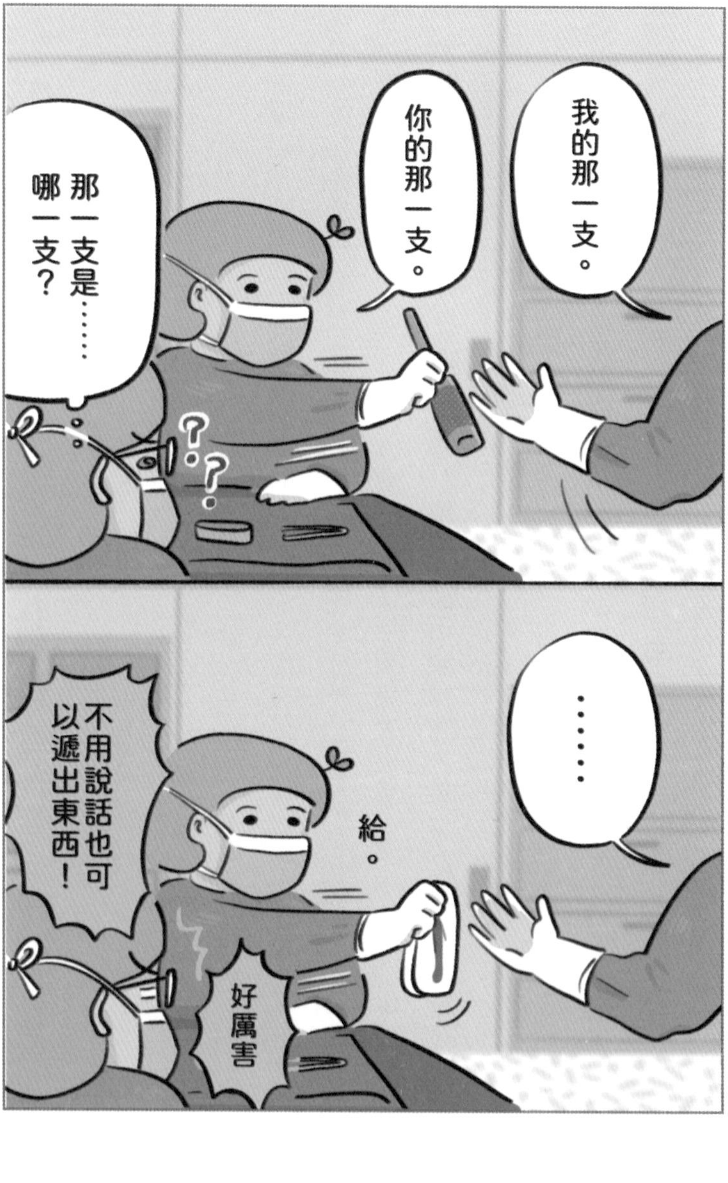
我的那一支。
你的那一支。
那一支是……哪一支？
……
給。
不用說話也可以遞出東西！
好厲害

02 刀房點點名，少一片都不行

曾經有一則關於手術醫療疏失的新聞，病人術後傷口復原狀況不佳，即使用了許多抗生素，抽血檢查感染指數依然很高，這表示病人的體內持續發炎。醫療團隊認為，應該是在手術中汙染到傷口導致感染，決定讓病人再做一次手術清洗傷口，卻在打開傷口後發現，病人體內居然有一塊手術使用的紗布，是上一次開刀遺留在身體裡的，而紗布就是造成傷口持續發炎的主因。

會造成這樣的醫療疏失，在於沒有確實執行「紗布計數」的步驟，為了避免紗布遺留在病人體內，每一包拆開用上手術檯的紗布都要像點名一樣計數，在縫合傷口之前，要確認紗布數目和拆開使用的數目相同，醫師才能繼續縫合傷口。如果紗布有少，必須停止縫合，直至找出那一塊沒點到名的紗布為止。

手術紗布要計數，少一片都不行

手術使用的紗布是專門設計的醫療顯影紗布，內嵌有顯影條或顯影線，在X光或其他影像檢查中會顯現出來，這樣設計是為了如果發現紗布數目短少，可以立刻用X光確認紗布是否遺留在體內。

這種紗布有不同的尺寸，腹部、背部或腿部等大面積的手術，會使用約三十乘三十公分的大顯影紗布；需要塞入體腔內止血時，則使用約五乘五公分的小顯影紗布。包裝數量有每包兩片、五片、十片、二十片，為了計數和記憶紗布數量方便，拆新的紗布上手術檯時，會以每次五片或十片增加。

數紗布是刷手與流動一起執行，兩個人要停下手上的工作一起數，確保同時看到紗布的數量和完整性。全新的紗布和全新的鈔票一樣，會整齊的折疊好以紙圈捆住，要計數紗布時才可以拆除紙圈。刷手會像發撲克牌一樣，將紗布一片片的攤開在桌面上，和流動同時看著紗布齊聲數出數字，數數字時不能被打斷，再將紗布的總數記在護理紀錄中，過程中如果再增加新的紗布，也要重複一樣的程序。

使用過的紗布要整理在「紗布計數盒」中，那是一個透明塑膠的格子盒，分別有五格及十格的規格，因為使用過的紗布會變形或纏繞在一起，為了避免計數錯誤，需要將每一塊紗布攤開、折疊，顯影線朝上的放入計數盒裡，計數盒可以方便視覺上的檢查，幫助計數紗布的過程更準確。

找不到？X光機能幫忙

除了紗布需要計數之外，有許多比紗布更細小的材料也會列入計數的項目中，像是縫針、刀片、針頭、紗球、紗條、綁帶等，尤其整形外科和心臟外科會使用很多縫針，動輒三、四十根，為了計數時能一目瞭然，縫針必須一根一根整齊排好，非常考驗護理師的耐心和手指靈巧度。

一檯手術要計數的項目很多，但是意外往往在那些不用計數的項目裡。刷手在鋪設手術桌的同時，要將拆開包裝後的每一盤器械數目清點完畢，尤其是細小的器械零件，例如小釘子、小螺絲、小螺帽，當清點器械數目有短少時，刷手要立刻告訴流動，讓流動拿著器械清單一起核對確認。如果在手術結束時才數器械，這時數目短少的器械就不確定是原本就遺失，還是在手術時掉在病人傷口裡，所以刷手不僅要動作快，跟刀時也要非常專心。

萬一在計數後發現少了一塊紗布，或少了一個細小的器械，翻遍整個手術桌都找不到時，可以先用移動式X光機確認沒有遺留在病人體內，或是在體腔內的哪個位置，這是最有效率且最重要的確認步驟。如果還是找不到，就要繼續翻找，直到找到為止，而這時通常會在意想不到的地方找到它，例如垃圾桶、器械盒底，或是醫師的腳下。

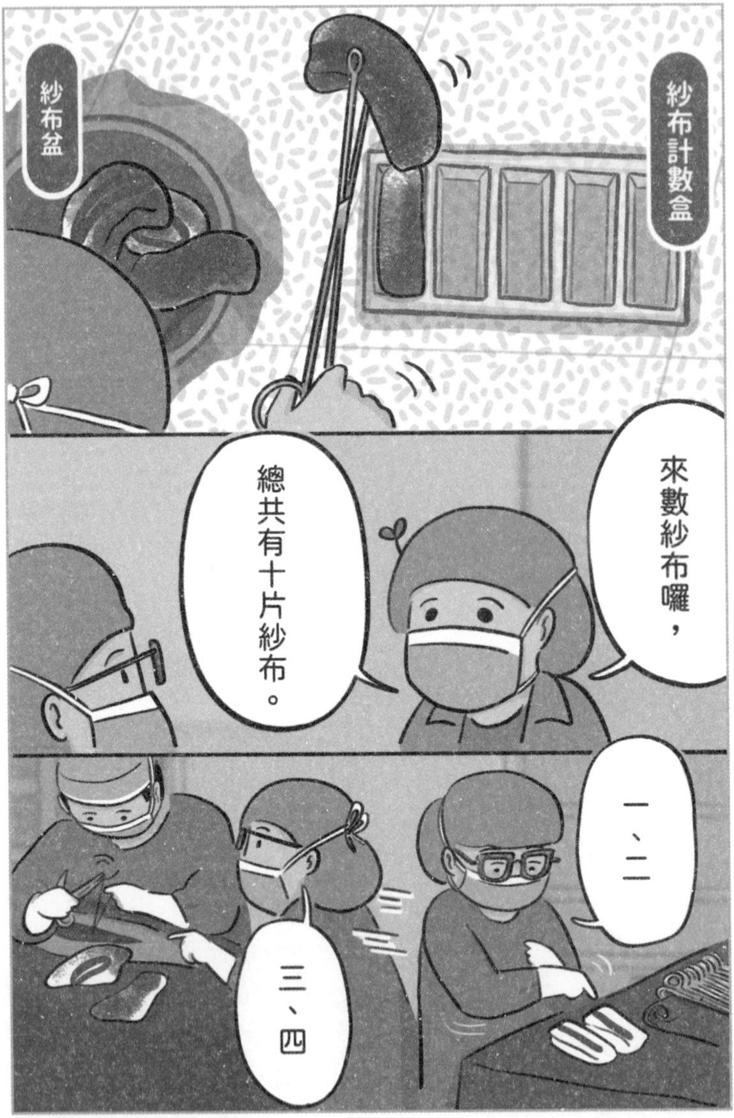
紗布計數盒
紗布盆
來數紗布囉，
總共有十片紗布。
一、二
三、四

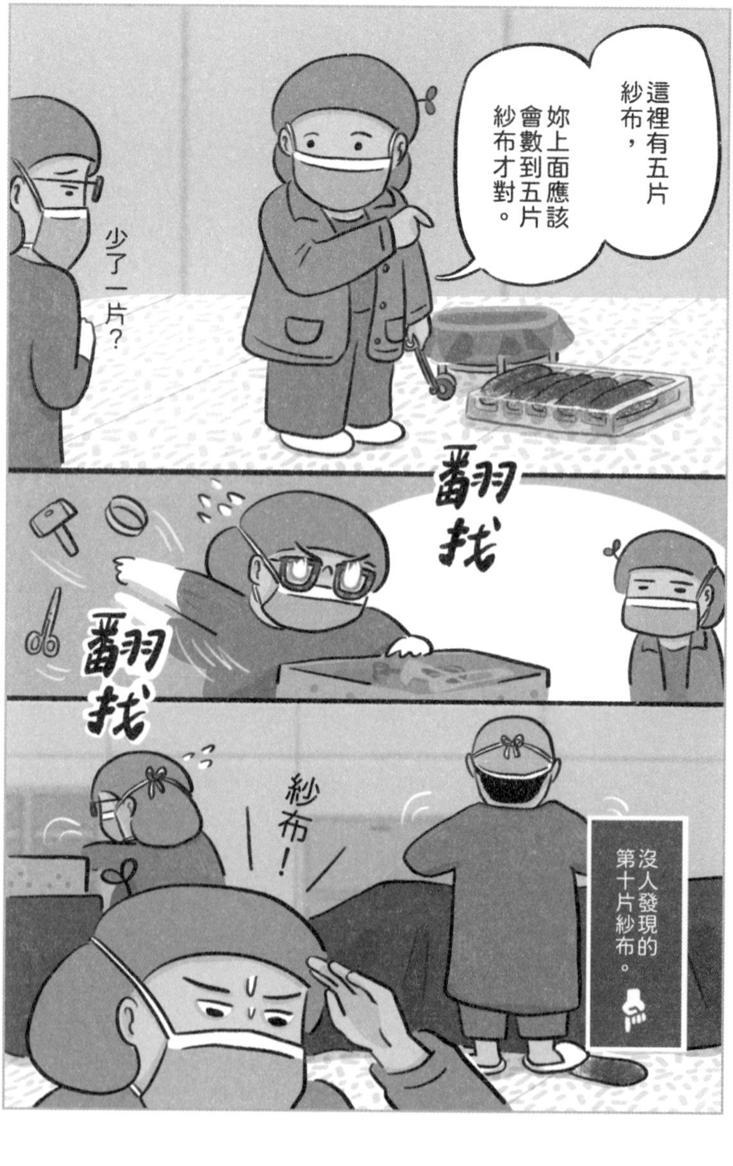
這裡有五片紗布，妳上面應該會數到五片紗布才對。
少了一片？
翻找
翻找
紗布！
沒人發現的第十片紗布。

03 人人都是時間管理大師

每天上班，不管擔任的是刷手還是流動，關心的第一件事都是：「今天有幾檯刀？」第二件則是：「我的搭檔是誰？」手術檯數的多寡和搭檔，都會影響當天的工作心情，默契好的刷手和流動，會讓一天的工作完美順利，就算排得再多檯，也能愉快的完成工作。

刷手與流動的職務，雖然劃分為手術檯上與檯下兩個部分，但手術是一個講究團隊合作的工作，醫師、麻醉科與護理師之間都會互相提醒和幫忙，更不用說熟知彼此工作內容的刷手與流動，當需要的儀器還沒有就位、材料或器械還沒準備齊全、病人需要多人齊力搬運至手術檯上時，只要刷手還沒穿上手術衣之前，都能協助流動完成。所以在訓練刷手或流動護理師時，會將教師學姐與新進人員安排在同一間手術房，一人擔任刷手、一人擔任流動，除了學習職務內容，也要養成合作的習慣。

流動的工作，準備手術房

早上的手術房就像店面開張一樣，要打開電燈和電腦、將收在牆邊的手術桌就定位、儀器接上電源插頭、抽吸器連接抽吸壓力的開口，讓手術房從關閉轉成營業的狀態，設置好硬體設備後，接著準備手術檯上需要的東西。

一檯手術所需要的東西分為三個部分：手術布單、手術器械、手術材料。手術單是一條雙層縫合的綠布，經過清洗、消毒後燙平、折疊，以布單包裝後高壓滅菌，用來鋪設手術桌及手術部位。常用的布單組合裡，有能覆蓋病人全身的大洞巾、大手術單及數張中、小手術單，只要準備一包，就能滿足各種手術的鋪手術單需求，再按照團隊人數準備手術衣及沖洗用的無菌生理食鹽水，手術布單部分就算準備完成。

手術材料和器械分別在手術房材料櫃及供應中心，每一間手術房都有收納常用耗材的材料櫃，除了通用的外科手套、滅菌刀片、縫針、紗布等，各科別的手術房也會放置「限定」的手術材料，例如骨科會存有石膏、泌尿科有特殊尺寸尿管、胸腔科有胸腔引流瓶組合等，有點像是地方特有的名產。當骨科醫師突然需要特殊尺寸尿管時，流動就需要去供應中心或泌尿科手術房「借」材料，這也展現了流動護理師的機動性，隨著手術情況變化或醫師的需求，「流」到不同單位拿取材料或請求支援，簡而言之就是跑腿。

準備手術材料就像去採購某項料理需要用到的食材，在材料櫃這座超市，按照材料清單收集，以「全膝關節置換手術」為例，護理師可以思考會用到哪些材料，例如消毒後的膝蓋需要「腿襪套」和「繃帶」包裹、用「刀片」劃開膝蓋傷口、施打止痛藥需要的「空針」（按：即是附針頭的空注射筒）等，將想到的材料逐一放入材料盒裡，這樣就完成材料準備。而準備器械與準備材料的概念相同，邊回想手術步驟使用的器械邊準備，假如是不熟悉或沒有看過的手術，就勇敢的開口問前輩吧。

每個流動都要有強大的時間管理能力，才能在進行手術的同時，完成下一檯的準備工作。由於手術隨時都有可能需要流動接電話，或是遞送更多的器械和材料，所以準備工作要安排在適當的時機，不能在醫師最需要流動的時候離開手術房。但是當有意外插曲，比如病人失血量大增、關鍵器械忘記準備、臨時更改手術方式等，打亂原本的工作節奏，還新增許多待辦事項，就會來不及在迎接下一檯手術病人前，完成準備手術單、材料和器械，這時搭檔的刷手如果是神隊友，會主動在跟刀結束後一起準備，替流動分擔壓力。

「我們是一個 Team！」每次聽到醫師說這句口號，都覺得像是揶揄或搞笑，但是在忙碌到分身乏術的時候，團隊裡有可靠的搭檔互相幫忙，都是心靈與實務上莫大的支持，這也是我喜歡在手術室裡工作的原因之一。

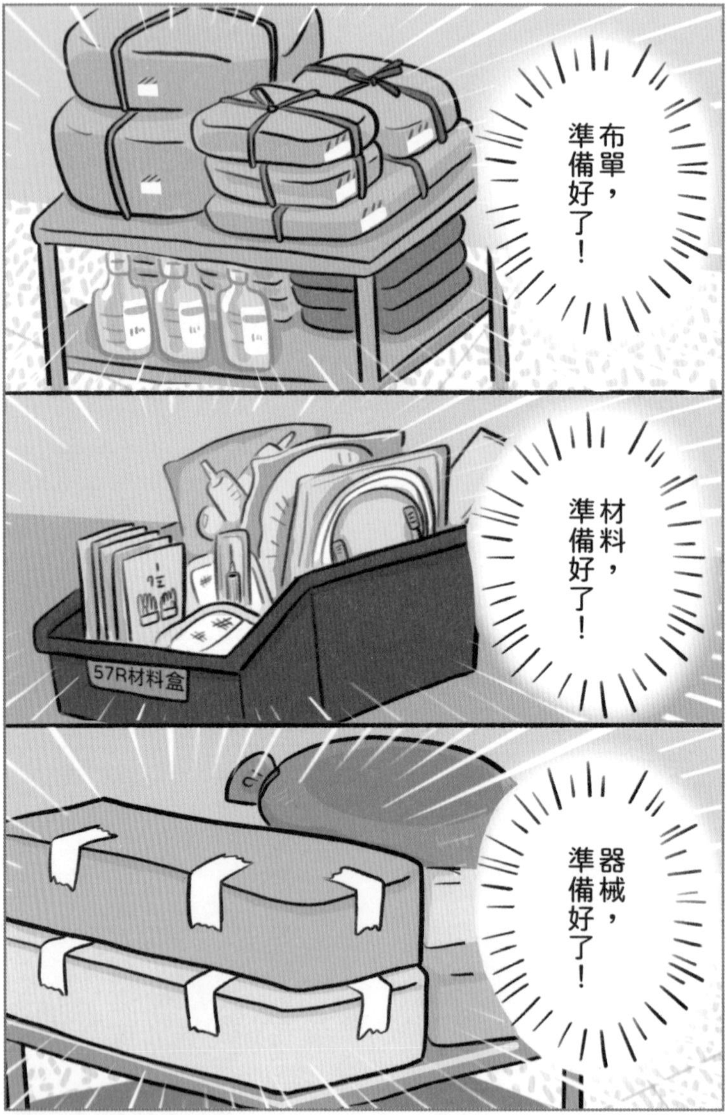
布單，準備好了！
材料，準備好了！
57R材料盒
器械，準備好了！

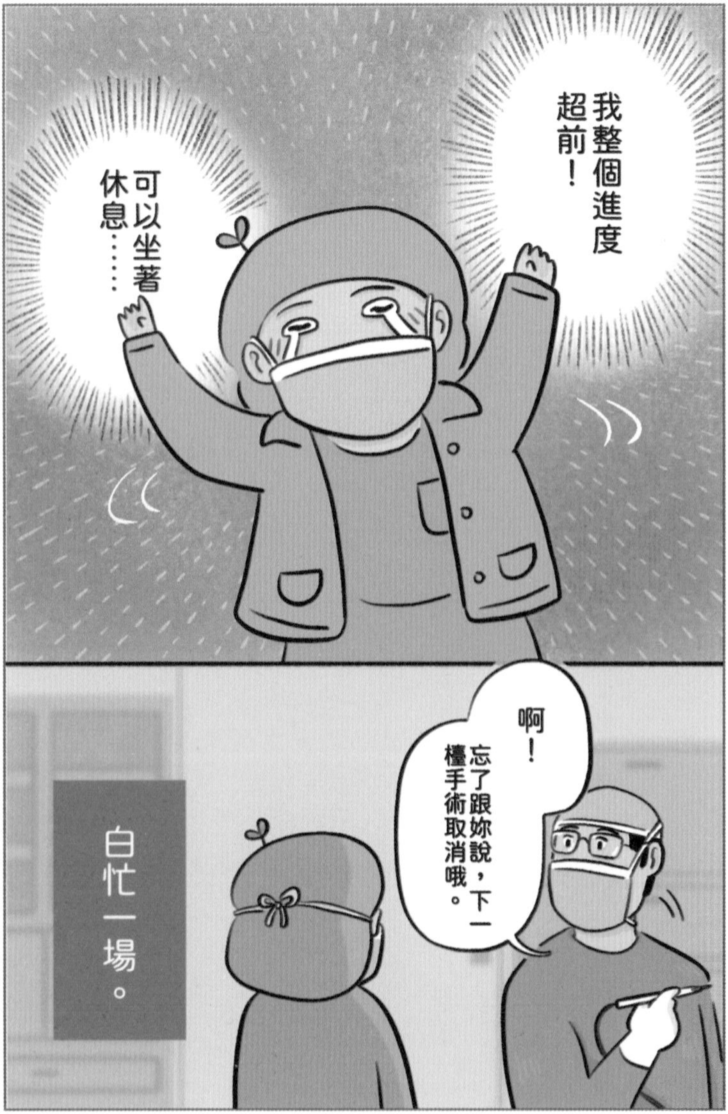
我整個進度超前！
可以坐著休息⋯⋯
啊！忘了跟妳說，下一檯手術取消哦。
白忙一場。

04 小綠人也要懂收納

看過醫療劇或做過手術的人應該有印象，開刀房的工作桌上都會鋪綠色的布，這是在用無菌布單建立手術桌上的「無菌範圍」。護理師只有在穿好手術衣，戴上手套之後，才可以開始鋪無菌桌面，用無菌的布單鋪蓋工作桌，並且確認工作桌每一個地方都要被覆蓋上，讓原本不是無菌的大工作桌、臉盆架、梅歐式桌都變成無菌。

鋪好的工作桌要嚴格維持無菌，如果有隻蚊子停在工作桌上，都算汙染無菌區，必須撤除工作桌上所有器械，拿新的無菌單重新鋪蓋桌面。不過，雖然真的有在手術房裡看過蚊子，但因為手術室入口都有空氣門阻隔，蚊子飛進手術房裡的情況其實微乎其微，請不用擔心。

器械擺放有規則，取用更快速

鋪完桌面後便是擺放器械，工作桌必須按照醫院的標準作業流程設置，每個器械與需要計數的紗布、針頭、刀片等，都有規定擺放的位置，無菌布單、紗布要整齊摺疊，每一支器械按照大小、順序對齊擺放。

一般通用所有科別的手術，會在臉盆車裡放兩個臉盆，倒入擦拭器械的無菌蒸餾水，或是沖洗傷口的無菌生理食鹽水。大工作車上右邊擺放手術刀、剪刀、鑷子和手術用的彎盆；各種形似剪刀的夾類器械，例如持針器、固定手術單的布鉗、止血用的蚊鉗等，為了方便整理，會並列成一串，置放在桌子中間的布捲軸上；器械盒則會排列在左側，可以堆疊起來。

每家醫院手術室有各自的器械擺放規定，工作桌的規格和大小可能也都不一樣，唯一的共通點就是擺放整齊，讓器械一目了然，取用時會更快速、方便。

整齊的工作桌還要具備功能性，隨著手術的複雜度和醫師個人習慣，一檯手術中，可能會同時使用很多盒器械及工具，但無菌桌面的空間有限，如果要將所有器械盒都一字排開，就算鋪設十個無菌桌都不夠放。所以小綠人們會「向上發展」，考量器械使用的先後順序，分類堆疊器械盒，再按手術步驟分別取出使用，這工作不僅需要手術經驗累積，還很考驗整理收納的能力，但我想喜歡整理東西的人，一定會非常喜歡這個工作。

讓機器人取代護理師，可行嗎？

在醫師幫病人蓋好手術單之後，刷手護理師就能將鋪好的手術桌移到病人周圍，最靠近手術下刀位置的是梅歐氏桌，是長得像ㄈ字型的邊桌，可以伸至手術床的上方，並隨著手術床調整高度，因為桌面不大，只能容納當下正要使用的器械和工具，是手術中最主要使用的桌子，也是刷手護理師主要的位置。

大工作車和臉盆車會依照不同的手術和術式，有不同的擺放位置，以刷手伸手就能拿到器械的距離為主，而為了方便管控無菌區域，桌子之間要盡量沒有空隙的集中在一起。當桌子都就定位，所有儀器和工具設置完畢後，就能準備下刀了。

近年來，人工智能及輔助工作的機器人發展迅速，國外已經發明出能理解手勢的刷手護士機器人，它能夠在判讀醫師的手勢後傳遞器械，令我開始思考，刷手護理師的工作真的能被機器人取代嗎？

或許是因為刷手護理師不需要與病人互動，只要專注在手術檯上的工作就好，而機器人能在保持無菌的前提下，自動整理、計算手術工具，手術進行時按照醫師的指示依序給出器械，因此能夠代勞刷手的大部分工作，而且沒有工作時間限制，也不需要從頭開始訓練。雖然機器人無法隨著手術狀況應變、不能陪醫師聊天，也不能幫醫師戴手套，但是**以現在缺工的趨勢來看，讓機器人取代刷手護理師，絕對是可能發生的未來。**

手術桌也能看出個性

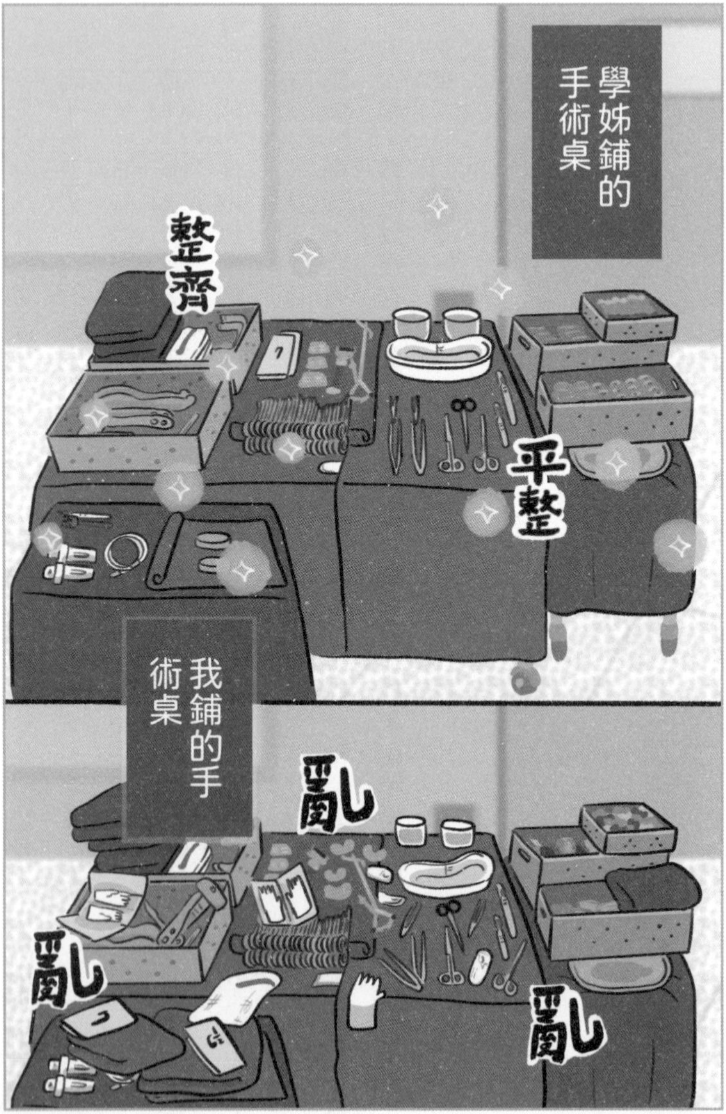

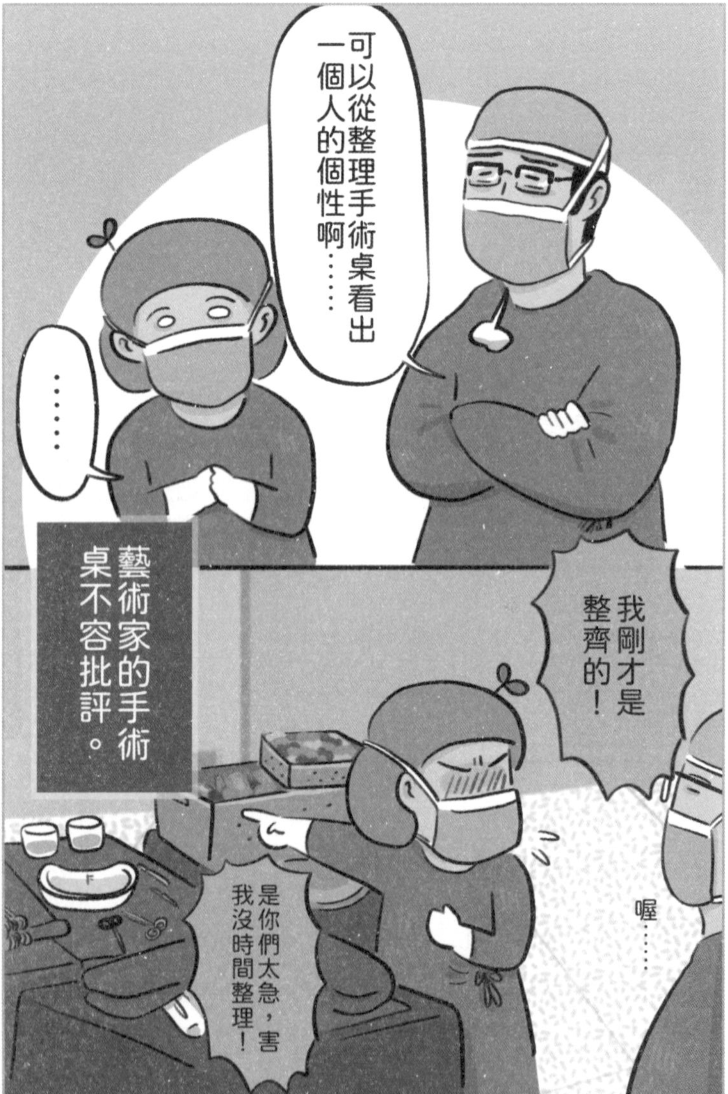
可以從整理手術桌看出一個人的個性啊……
……
藝術家的手術桌不容批評。
我剛才是整齊的！
喔……
是你們太急，害我沒時間整理！

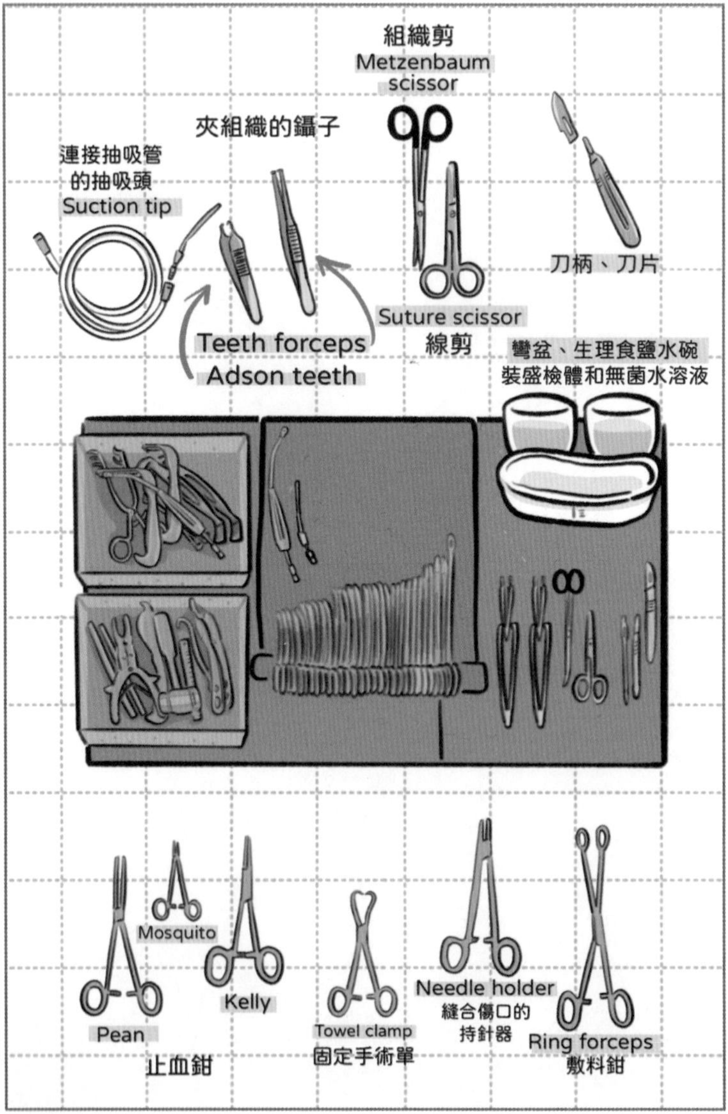
組織剪
Metzenbaum scissor
夾組織的鑷子
連接抽吸管的抽吸頭
Suction tip
刀柄、刀片
Suture scissor
線剪
Teeth forceps
Adson teeth
彎盆、生理食鹽水碗
裝盛檢體和無菌水溶液
Mosquito
Kelly
Pean
止血鉗
Towel clamp
固定手術單
Needle holder
縫合傷口的持針器
Ring forceps
敷料鉗

05 供應中心，手術背後的幫手

外科醫師可以比擬為人體修復的技師，能用工具修復或替換病人失去功能或損毀的器官，而那些工具和材料，就是我們手術檯上的器械和醫療材料。

人體全身上下可以使用到的材料品項繁多，還分有不同尺寸、廠牌、自費或健保給付等類別，有些還要與相對應的工具及器械搭配使用，這些東西都集中儲放在供應中心（Central Supply Room）。

供應中心主要劃分為三個區域：汙物區、打包區及無菌器械存放區，汙物區負責全院使用的手術器械回收、清點及清洗；打包區會將清潔乾淨的器械包裝整理後，送進高壓鍋爐消毒；器械消毒完成後，會再有系統的整理存放在無菌器械存放區，是一條龍式的回收出貨服務。

我們一天要領取器械好幾次，但手術房到供應中心的距離遙遠，於是在護理長的靈感發想與努力下，有了一臺專門運送器械到各手術房的機器人。它就像餐廳裡的送餐機器人，會載著物品到指定的定點後再返回。比較特別的是，它在移動時會播放激昂的交響樂，是莫札特（Wolfgang Amadeus Mozart）耳熟能詳的第十三號小夜曲（*Sevenade Nr.13 in G-Dur*），用來提醒周圍的人它要過來了。如果行走的路線上有障礙物，它會停下來說：「請借過！謝謝。」是一個非常有人味又有禮貌的機器人。

我曾經聽過一個說法，如果想讓人討厭一首歌，就把那首歌設定成他的起床鬧鐘。我覺得這個送器械機器人的配樂，也達到了一樣的功效，後來離開手術室工作，只要聽到這首第十三號小夜曲，就馬上會想起那段忙碌回憶。

器械清點數量龐大，一天檢查兩、三萬件

供應中心裡最令我佩服的，是汙物區負責清洗和清點器械的工作人員。一場手術大約使用一至三盒器械，一盒裡約有二十至五十件器械，也就是開一次刀會用到

一百五十件左右的器械。整個手術室、不分科別，所有器械都會送回器械洗滌室，以全院一天約一百五十至兩百檯手術計算，他們一天要處理約兩、三萬件器械。

清點數目、初步清潔後，還有後續的包裝及滅菌作業，如果清點發現數量有短少，他們會立刻通知使用該組器械的刷手護理師。除了清點數量龐大之外，他們還必須在有限的時間內清點完畢，只要超過了規定的時間，器械的短少都會算在清點人員身上，光是想著就覺得很有壓力。

但是觀看他們清點器械的過程非常療癒，就像在看職人專心做一件事一樣。一開始他們會將整盒器械倒在桌面上，器械碰撞、灑落在布單上的聲音並不尖銳，聽起來像是在餐桌上推倒了餐具。清點人員會一邊拾起散落的器械，一邊唸出數字，然後按照器械的長短、大小，有條不紊的擺放回可高壓、高溫滅菌消毒的鐵盒裡；成串的各類器具在他們手裡會像撲克牌一樣，整齊的彙集起來、展開、收攏，手指像撥算盤一樣輕撫點算，整個過程沒有太多的聲響，像鬆散的輕敲幾下鐵琴發出的聲音。

當所有鐵盒裝填完畢，清點工作就完成了，我們擔任刷手護理師時，也需要像這樣清點器械，但總覺得無法像他們這麼的流暢，果然每個工作都有屬於自己的專業。

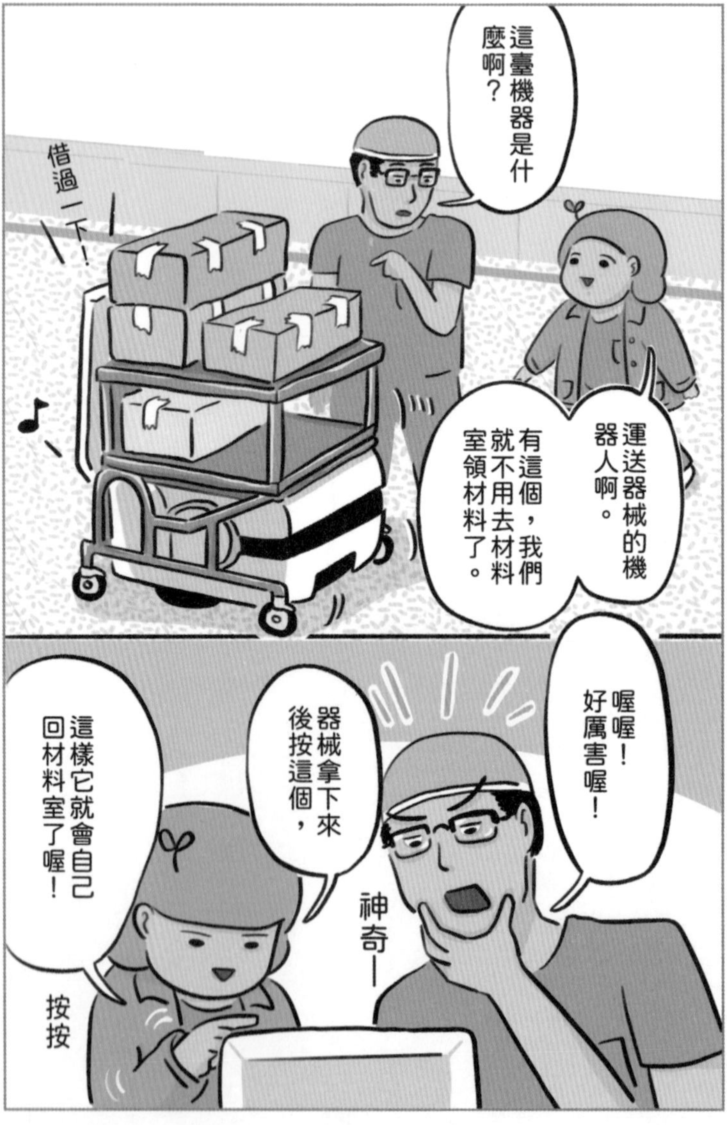
這臺機器是什麼啊？
運送器械的機器人啊。
有這個就不用去材料室領材料了。
借過一下！
喔喔！好厲害喔！
器械拿下來後按這個，
這樣它就會自己回材料室了喔！
神奇—
按按

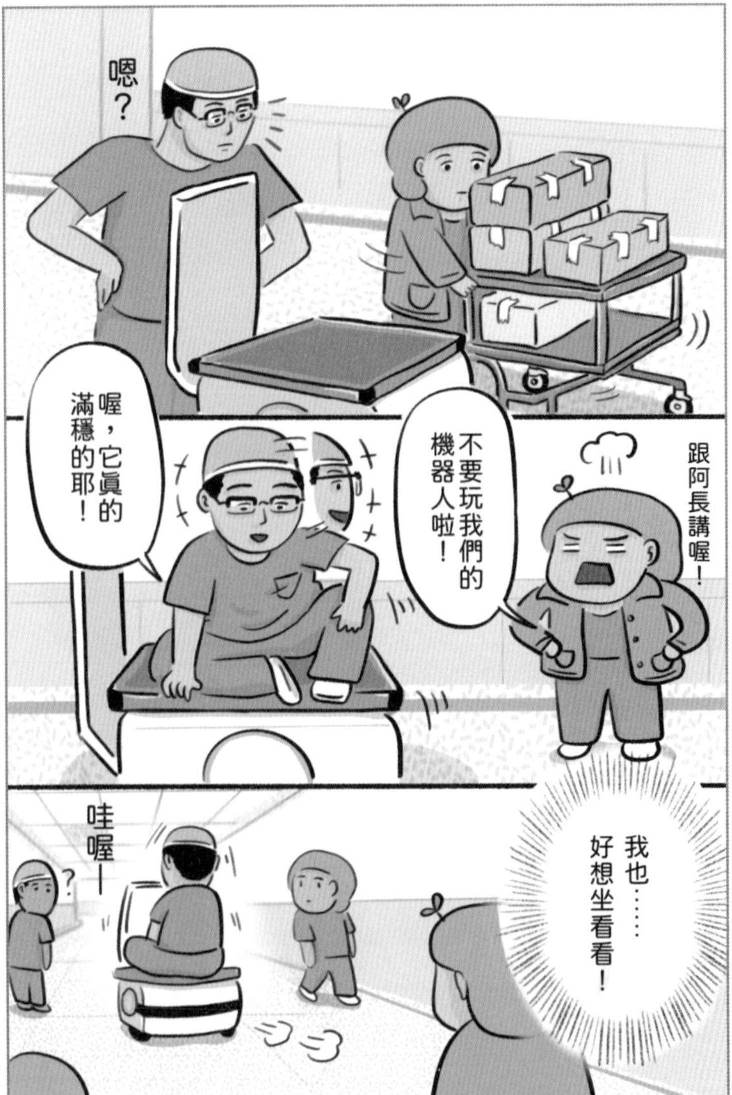
嗯？
不要玩我們的機器人啦！
跟阿長講喔！
喔，它眞的滿穩的耶！
我也……好想坐看看！
哇喔—
？

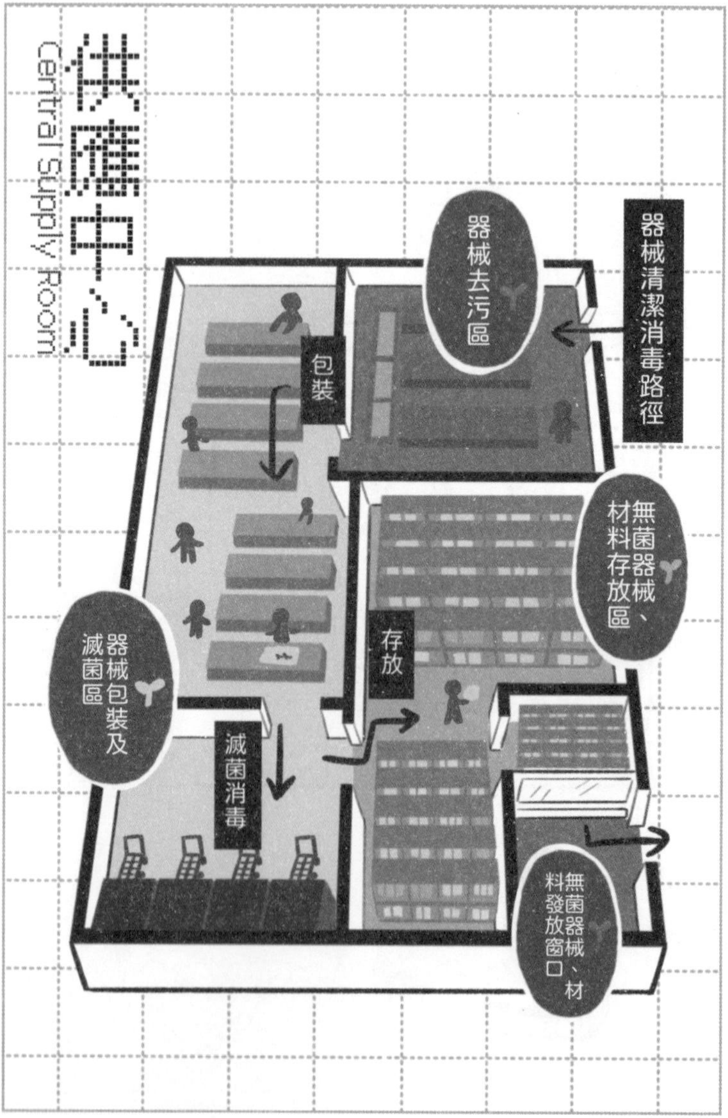
供應中心
Central Supply Room
器械清潔消毒路徑
器械去污區
包裝
無菌器械、材料存放區
存放
器械包裝及滅菌區
滅菌消毒
無菌器械、材料發放窗口

06 醫護最常見的禁忌食物

醫療劇想呈現正經歷一場艱困的手術時，鏡頭常會帶到護理師忙進忙出，接著外科醫師一臉嚴肅的從開刀房走出來解釋病情，家屬在聽完病情解釋後情緒崩潰。雖然情節很老套，但這些都是手術室會出現的真實狀況。

我也有在手術室裡跑進跑出的經驗，遇到需要緊急輸血時，沒時間照流程等血袋傳送過來，必須跳過這些步驟，直接「跑」到血庫櫃檯一次拿取所需的血袋。用跑的不是為了裝忙，而是不跑起來真的會來不及，因為除了血袋還有很多事情要處理。

追劇時看到醫師走出手術室，向家屬解釋手術結果，常覺得只是為了讓主角表現而設計的橋段，實際上這種情形很常見，不同的是，有些醫師習慣只在電話上解釋，有些醫師會讓家屬直接進開刀房，看著正在處理的病人部位講解，沒有制式的規定。

有次在手術室的走廊上，看到流動護理師正帶著病人家屬走進手術房，不知是病情不樂觀，還是畫面太過衝擊，家屬突然癱坐在地上痛哭，被護理師攙扶到走廊上安慰。第一次親眼看到如此戲劇化的畫面，讓我非常震驚，原來電視裡演的都是真的。

就算開刀是在賭，也要拚一場

由於手術進行時有麻醉科全程監控病人的生命徵象，所以任何暴風雨即將發生之前，我們都會收到麻姐的警示訊息。當病人狀況開始不太樂觀時，麻姐會先告知外科醫師和流動護理師，同時打電話給麻醉科醫師，做好隨時撤下手術單急救的準備。

只要急救信號一發出，刷手要立刻撤走圍繞病人的工具桌，醫師移除傷口周圍所有器械，塞入紗布止血，傷口用滅菌防護膜暫時貼起來後，將病人翻到正面執行心肺復甦術。此時的麻醉科醫師和麻姐負責藥物、輸液、生命徵象監控等，流動要在手術室裡廣播急救房間的房號，讓其他刀房的醫護人員前來協助，再分別處理緊急會診、領血袋、聯絡家屬等雜務。

我曾遇過一位醫師常讓麻醉科很頭痛，因為他收治手術的病人，多是年事已高並集齊全身的慢性疾病，加上各項檢查數值都是紅字，麻醉後造成嚴重併發症的風險是普通人的好幾倍。光是執行麻醉就令醫師膽顫心驚，更何況還要同時進行高風險的手術，這對病患或外科醫師來說都是一場賭注。

我曾問過那位醫師，既然都能預期到手術時需要急救，或是好不容易完成的手術，可能在最後一刻成了徒勞，為什麼還要替病人做手術？

「因為除了我之外，沒有人願意啊。」醫師不假思索的回答我。聽到他這麼說，我頓時有點慚愧，驚覺原來我的思考方向，居然已經變成只看結果成敗與利益最大值，忘了病人想要被治療，也需要被治療。

醫護間流傳的最大迷信，就是吃「旺來」（鳳梨的諧音）上班會很「旺」，容易發生病人需要急救而忙個不停。手術中發生需要急救的狀況，其實沒有大家想像中那麼多，也或許是在初步評估病人接受麻醉的風險程度時，麻醉科就已經排除掉許多可能的意外。所以我從來都不相信吃鳳梨會變忙的迷信，而且邏輯上來說，也應該是麻醉科吃鳳梨才會影響吧？

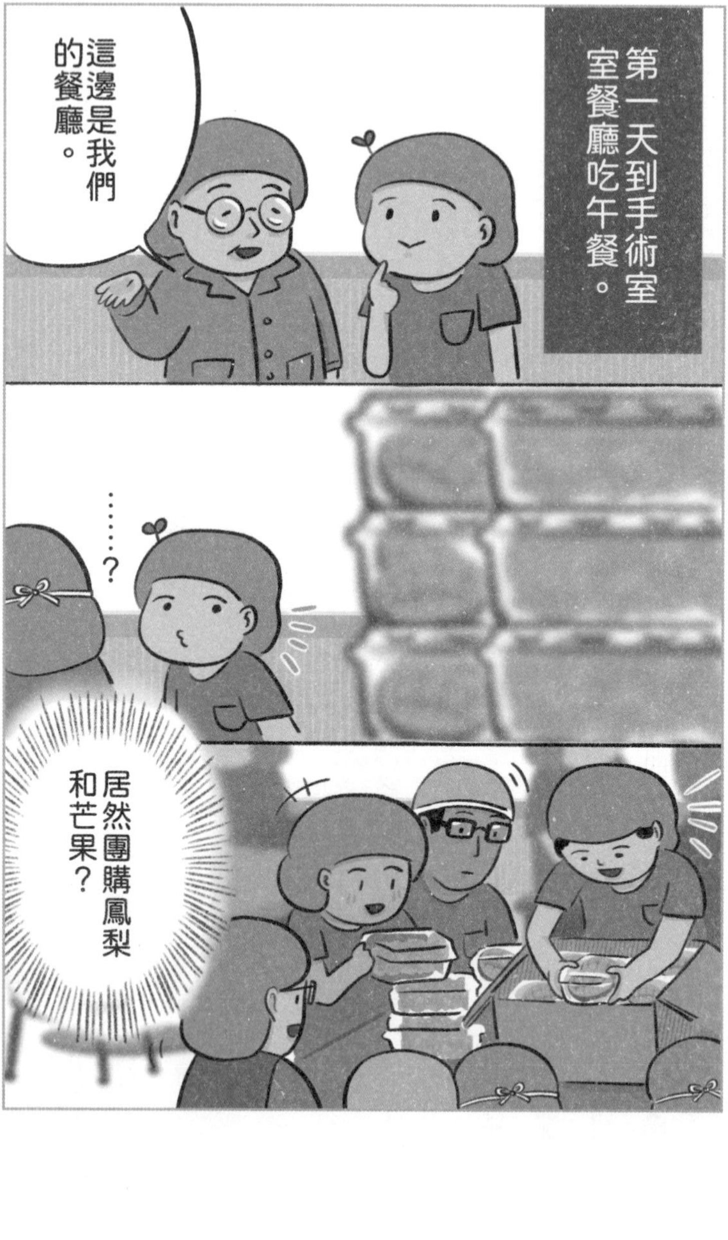
第一天到手術室餐廳吃午餐。
這邊是我們的餐廳。
……？
居然團購鳳梨和芒果？

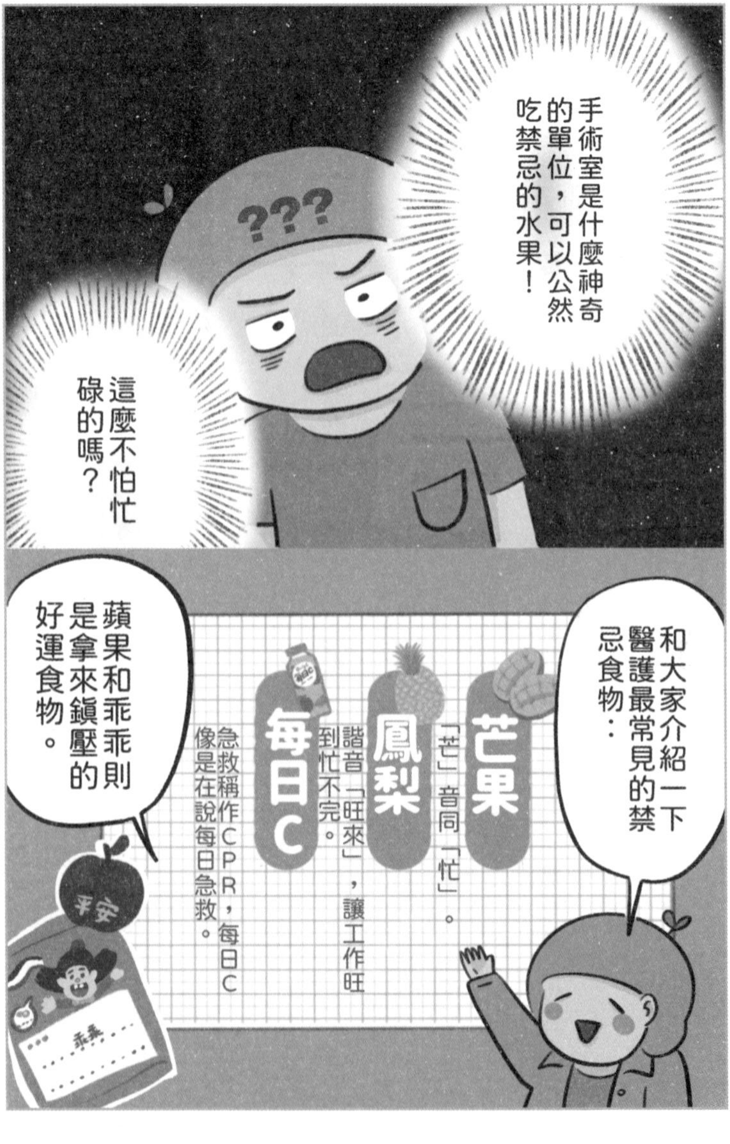
手術室是什麼神奇的單位，可以公然吃禁忌的水果！
這麼不怕忙碌的嗎？
和大家介紹一下醫護最常見的禁忌食物：
芒果
「芒」音同「忙」。
鳳梨
諧音「旺來」，讓工作旺到忙不完。
每日C
急救稱作CPR，每日C像是在說每日急救。
蘋果和乖乖則是拿來鎮壓的好運食物。
平安
乖乖

07 沒有任何四號結尾的房間

到手術室報到的第一天，我跟著護理長先走到他的辦公室，再走到骨科區的手術房，如果這時要我再自己走回更衣室，老實說我可能會迷路，因為手術室太大了！

每家醫院的手術室都大概分為手術房區、等候室區、恢復室區、更衣室及用餐區，但一般醫院的手術室約是三十間手術房，長庚醫院卻擁有近百間，手術室面積是一般醫院的兩倍大，所以每一個轉角都極為相似，像到讓人失去方向感。

要找手術房就像在飯店的樓層裡找房間，但難度更高，**為了避免諧音為「死」的四，手術房沒有任何四號結尾的房間（卻有四開頭的房間）**；有些手術房不照號碼順序安排，所以它不一定出現在你預想的位置上，甚至不一定在指標標示的方向；或是有手術房編號「三〇〇」，但我們的手術房間數最多也才一百間……所以來到手術室的第一天，就是要先掌握整個手術室的地理位置，中午出去吃便當才不會迷路。

不出手術室，也能吃、喝、睡

偌大的空間裡一定會有懸浮的微生物或病菌，我們希望越接近執行手術的區域，越要乾淨清新，所以手術室管制區可簡單劃分為兩個區塊，需要維持乾淨的刀房會集中在同一區，人員頻繁出入的等候室、恢復室、供應室、汙物室、餐廳及更衣室，則集中在另一區，把乾淨和相對不乾淨的區域分開，讓造成手術感染的機率降到最低。

等候室和恢復室，是病人進來和出去的過境區；供應室和汙物室，則分別處理乾淨和不乾淨的器械、醫療材料。因為手術室出入都要更換衣服，為了節省醫護人員們珍貴的用餐時間，手術室區域裡會設置餐廳，讓小綠人們和相關工作人員能就近吃飯。餐廳由醫院美食街的店家上來販賣便當，**進來賣便當的人員也要「入境隨俗」，穿上隔離衣和戴髮帽**，由於醫院的感染控制都執行得非常徹底，連賣便當的人都不能隨意踏入聖地，必須被隔在餐廳一個販賣小窗口裡，只能透過窗口遞出便當和找零，可說是「人體便當販賣機」。

餐廳的旁邊是休息區，是一個茶水間和醫師休息小天地的複合區，有幾個小沙發和小桌子可以喝茶、喝咖啡，還有按摩椅和跑步機。不過我在職期間從沒看過任何人使用跑步機，倒是按摩椅從一臺變兩臺，像是午餐時間這種尖峰時刻，所有的沙發和按摩椅都會睡滿醫師。與玻璃窗另一面鬧哄哄的餐廳相比，休息區安靜的像圖書館，氣氛和畫面都很微妙，看了讓人忍不住想，**這些醫治病人的人，怎麼好像比病人還疲累？**很想替他們蓋上熱毯，大家都好好睡一覺。

全天燈火通明，讓人失去時間感

手術室占地廣大，從我所在的骨科區到迎接病人的等候室，剛好是對角的位置，放輕鬆的散步大概要三分鐘，當一天要來回五、六趟，就會讓人很想租借一臺電動滑板車來代步。然而這麼大的手術室，可以看到外面的窗戶只有兩個，其中一個就在我們科別的角落。

那是一個很大的窗戶，不鏽鋼的鐵框裡，圈著醫院的老舊建築和一點點天空，白天時會有陽光灑進來。我發現醫師們在等待手術準備的時間，都喜歡站在窗邊聊天或是刷手機，偶爾看看窗外。每次看到他們站在窗前望向遠方的樣子，都覺得像是被關在塔上的公主或王子。

搭高鐵或飛機，我都喜歡靠窗的位子；病人住病房，也喜歡選靠窗的床位。而二十四小時燈火通明的手術室更需要窗戶了，它像是我們與外界唯一的連結，外面是天亮或天黑、晴天還是雨天，雖然在手術房抬頭就能看見時鐘，還是不比直接從窗戶望向天空來得有時間感。

我喜歡夏天忙碌到傍晚時，還能看到窗外亮晃晃的樣子；也喜歡在大夜班的清晨，看窗外的天色漸漸變亮。除了可以窩在小沙發吃點心、喝咖啡的休息區，單位角落的窗臺，是我在手術室裡最喜歡的小角落。

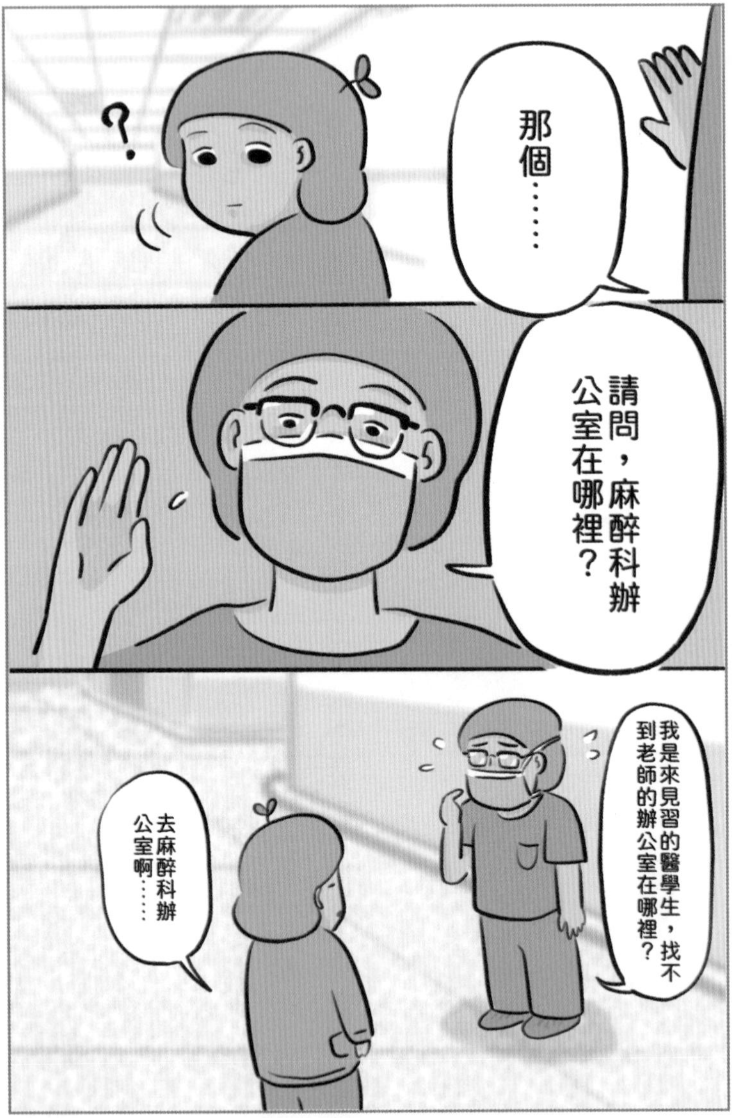
那個……
請問，麻醉科辦公室在哪裡？
我是來見習的醫學生，找不到老師的辦公室在哪裡？
去麻醉科辦公室啊……

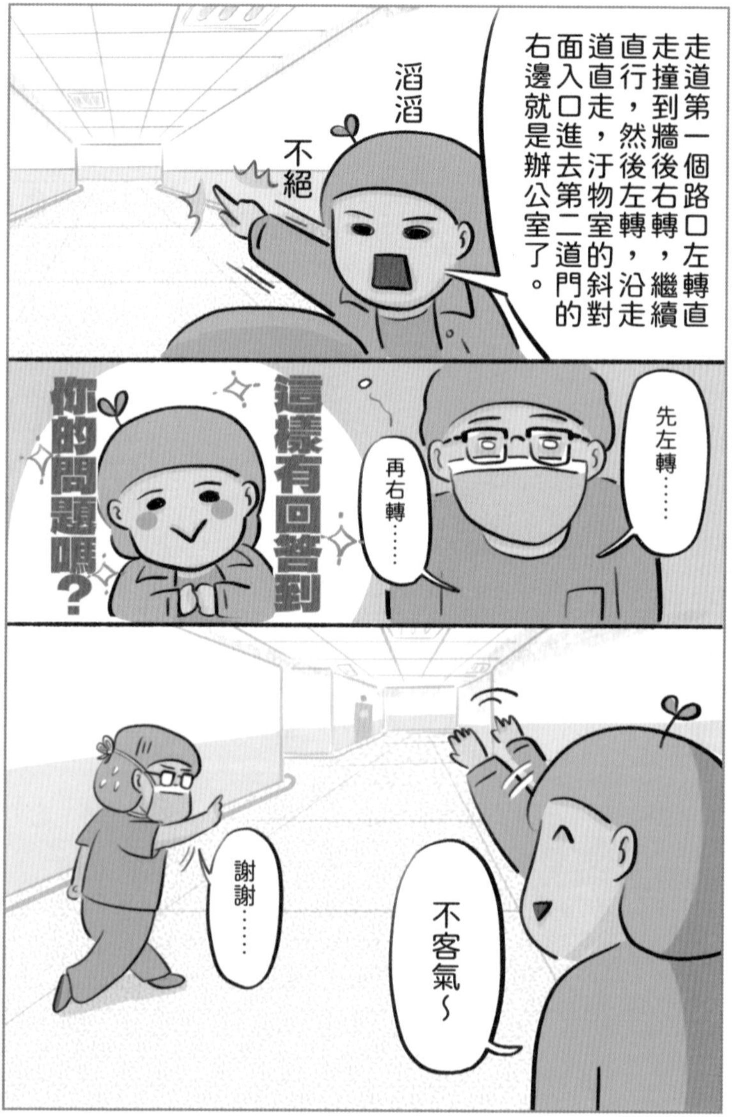
走道第一個路口左轉直走撞到牆後右轉，繼續直行，然後左轉，沿走道直走，汙物室的斜對面入口進去第二道門的右邊就是辦公室了。
滔滔
不絕
先左轉……
再右轉……
這樣有回答到你的問題嗎？
謝謝……
不客氣～

08 工作帶來的小病小痛

護理師常見的職業傷害，不外乎是久站造成腿部靜脈曲張、長期彎腰幫病人翻身造成椎間盤突出、輪值夜班日夜顛倒造成失眠及內分泌失調，而手術室護理師除了是這些職業傷害的高風險群，還有手術房限定的特殊職業傷害。

扎傷，刷手與主治醫師最危險

第一種是「扎傷」，指在手術中被使用過的刀片、針頭、鋼針等尖銳物刺傷，因為尖銳物上帶有病人的血液或體液，如果病人剛好有經血液傳染的疾病，像是B型肝炎、C型肝炎、愛滋病、梅毒等，可能就會經由刺傷的傷口傳染，必須按照醫院規定的流程進行檢查和治療。

因此刷手在跟刀時要非常專心，尤其在拿取和傳遞尖銳物時，避免自己和外科醫師受傷。但如果醫師在手術時太專心於手術傷口上，或是一時情緒不佳，將尖銳的器械丟向刷手造成傷害，那就不是專心跟刀可以避免的，所以在手術檯上遞出尖銳物後，要記得雙手馬上離開手術桌，像小兔子一樣把手放在自己的肚子上，避開被丟回桌上的刀片或針頭，這樣就能迴避各種從醫師手上射過來的暗器。

電燒刀煙霧，讓醫生鼻子長菜花

第二種是手術室裡的空氣汙染。手術時醫師會使用電燒刀，電燒刀在燒灼人體組織時和料理一樣，產生類似油煙的「手術煙霧」，外科醫師及刷手護理師就會長時間且近距離的暴露在這些煙霧裡。雖然目前沒有證據足以證實，電燒煙霧與手術室人員罹病率有正相關，但煙霧的微粒中含有許多致癌物，而且非常細小，能夠通過外科口罩被吸入。

所幸近年來有關於手術煙霧危害的議題，建議醫護在開刀時配戴N95口罩，或是安裝局部抽吸煙霧的管線在電燒刀上，不過礙於成本高，不是每一檯刀都能使用這些醫療耗材，醫院會挑選時間較長、較容易使用電燒的手術才使用。另外，在治療人類乳突狀病毒所感染的組織，用電燒燒灼俗稱「菜花」的生殖器疣手術時，大家也會全副武裝，曾有傳聞手術人員在菜花手術吸入電燒煙霧後，鼻腔長出菜花，是我目前聽過最嚴重的職業傷害。

骨科手術兩大風險，輻射和噪音

第三種是骨科最容易被影響的散射輻射傷害。由於骨折手術需要在X光下操作，醫師和刷手會長時間且近距離接受X光的散射輻射，雖然會穿著防輻射的鉛衣，但僅能遮蔽軀幹及生殖系統的位置，雙手和頭部仍然曝露在X光下，唯有眼球長時間受到輻射散射的影響，容易引起白內障，會再配戴防輻射的鉛眼鏡作為防護。

骨科還有一項會損害聽力的便是高分貝噪音。還沒進入手術室工作之前，我不知道手術檯上會使用到電鋸、電鑽、鐵鎚、電動銼刀、大小鐵鎚等，像五金行牆上的裝修工具，手術時電鋸和電鑽的聲音此起彼落，就像在工地一樣，震耳欲聾。有期刊研究指出，五〇％骨科手術人員有噪音性聽力受損的徵象，包括髖關節手術的鐵鎚敲打及削骨的電鋸噪音，都是會造成聽力不可逆受損的高分貝量。一天要聽這樣的噪音至少三至五檯手術，約是四至七個小時，雖然沒有在資深醫師和學長姐身上觀察到聽力受損的跡象，但我每次從早上連續跟刀到下午，都會因為噪音而頭痛。

許多人對於手術室工作的印象是，上了手術檯後就不能輕易下來，即使有內急、生理痛都得忍住。其實在不是非常緊急或繁忙的手術狀態下，流動護理師與刷手護理師可以彈性交換工作，當刷手下手術檯換成流動後，就能趁空檔暫時處理內急需求或吃止痛藥。但也有運氣不好的時候，換成流動後反而忙碌到無法趁空休息，或不好意思開口麻煩同事交換工作，久而久之護理師們都養成了上班少喝水，生理期時提早吃止痛藥的習慣。

沒有完美適合每一個人的工作，也沒有完全不辛苦的工作，認識這些手術室工作會帶來的職業傷害，或許可以在上任時因應和預防，或是考慮其他更好的選擇。

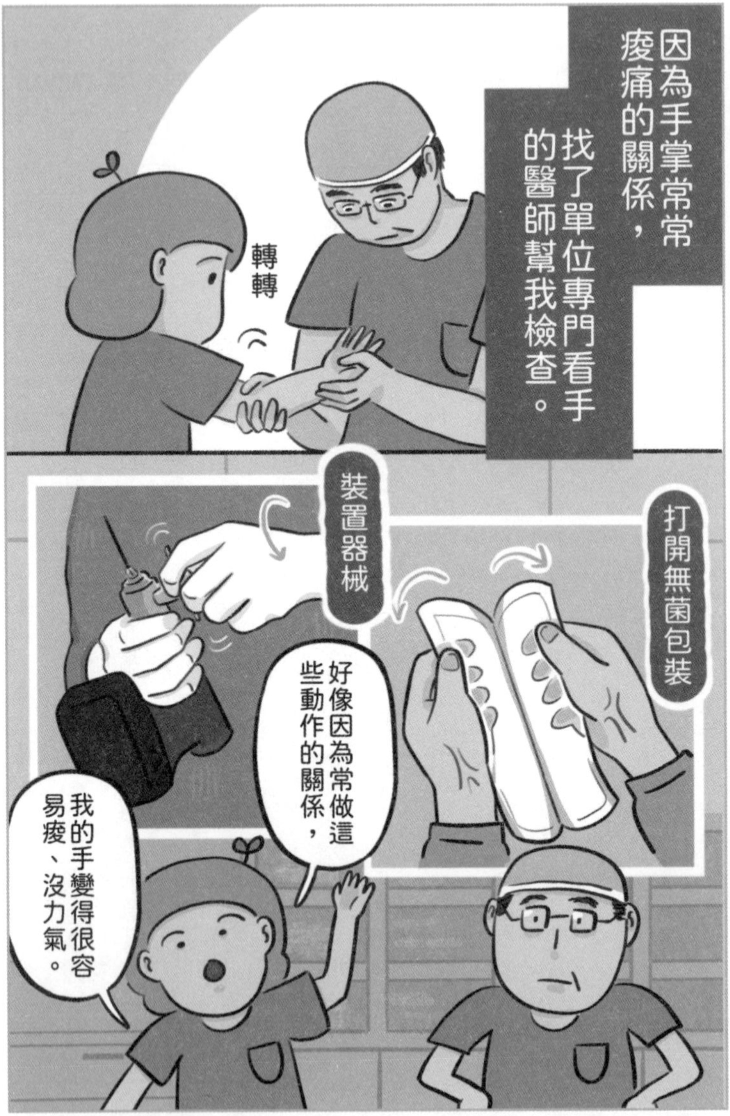
因為手掌常常痠痛的關係，
找了單位專門看手的醫師幫我檢查。
轉轉
打開無菌包裝
裝置器械
好像因為常做這些動作的關係，
我的手變得很容易痠、沒力氣。

有滿多病人有一樣的問題，除了戴護具和吃藥……
要能徹底改善的方法只有一個……
妳只能，
離職。
連醫師都建議離職。

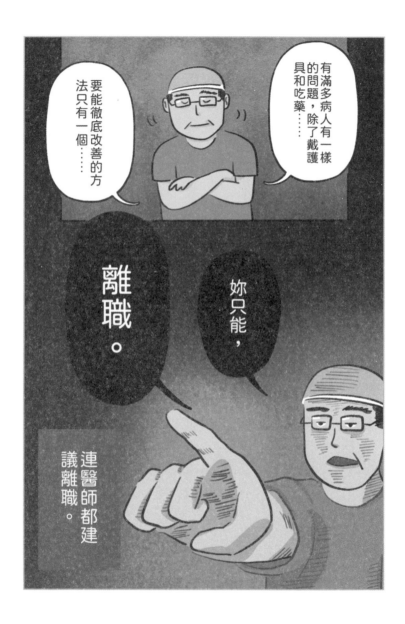

09 能準時下班的大夜班

醫院和便利商店一樣，二十四小時全年無休，大夜班的店員不會因為沒有客人就在櫃臺睡覺，我們也一樣，即使沒有手術也要做一些雜事，像是準備隔天的手術器械、拿酒精擦拭儀器、整理表單等文書作業。如果真的沒事情可以做，就回到自己科別的手術房待命，因為夜班的組長會在需要人力時，隨時打電話到你所在的房間。

雖然這段自由活動時間好像可以睡覺，但是我從來沒有真正躺著睡過，因為手術房裡除了手術床之外，沒有其他地方能躺下來，要大半夜一個人躺在手術床上睡覺，我還沒有那個勇氣。所以我都會裹著熱毯子，整個人蜷縮在椅子上看手機、打瞌睡，雖然不像躺著那麼舒適，但每次輪值大夜班的前兩天，還沒有進入半夜清醒的生理時鐘，這個姿勢我也能熟睡到做夢。

只要沒有絕急刀，大夜班都是平安夜

諾大的手術室裡，半夜只有靠近組長所在的辦公室附近才會開著燈，而我所屬的骨科在最深處的角落，通往骨科區手術房的走廊黑壓壓一片，只有逃生指示燈淡淡的綠光，氣氛和白班時的生氣蓬勃截然不同。而且大夜班的手術室格外安靜，病床輪子推動的聲音、監視儀器的滴答聲、自動門開關的轟隆聲，所有聲音都比白天時鮮明，就像進入了降噪模式，背景噪音全都消失了。

剛開始上大夜班時會覺得手術室安靜得嚇人，一個人待在骨科區的手術房間，常被突然響起的電話聲嚇到；或是在打瞌睡時，聽到遠處傳來電擊器充電的警示聲，雖然知道那可能是機器的定時裝置在響，但半夜聽到急救用的電擊器發出聲音，還是會有點毛毛的。好在值班過幾次之後我就習慣了，而且不只是習慣，還喜歡上大夜班的寧靜感，只要沒有「絕急刀」，大夜班都會是寧靜的平安夜。

第一次接絕急刀時，我才剛開始到骨科以外的科別跟刀，對於稱為「絕急刀」的手術完全沒有概念。**「絕急」意指「絕對緊急」，必須在三十分鐘內進入手術室處**

理，不然病人會有生命危險，腹部出血、腦出血、胸腔外傷等都屬於絕急刀的類別。準備迎接病人前我心想，既然是絕對緊急的手術，會不會看到病人是口鼻出血、性命垂危的樣子？腦中閃過許多驚悚畫面，很擔心自己無法接這麼嚴重的手術。

直到看見病人時才發現，我的想像太誇張了。那臺絕急刀的病人診斷是顱內動脈瘤，是一種腦內血管不正常膨大後破裂造成出血的病症，症狀是劇烈頭痛、頭暈、嘔吐，和我想像的畫面相去甚遠，但是顱內動脈瘤一旦破裂，病人死亡的機率非常高，所以手術的急迫程度並不一定能從病人的外觀判別。

最大的樂趣：到其他科別跟刀

因為醫院有分科的制度，我平常熟悉的是骨科相關手術，大夜班到其他科別跟刀就像把經驗值歸零，器械類型、鋪手術單的方式、病人評估方法全都不同，讓我既期待又怕受傷害。期待的是可以看不同部位的手術，滿足好奇心；但又害怕會因為不熟悉而犯錯，如果又遇上情商不佳的醫師，我的胃酸就會和咖啡一起在胃裡翻騰。

不過去了不同科別跟刀也觀察到一件事，便是雖然大家都在同一家醫院、同一個樓層上班，但每個科別都有不同的工作風格，醫師和護理師也都有自己獨有的氣質。常面對車禍、墜樓、肢體絞碎的創傷外科，工作節奏急迫但有條不紊，溝通時不溫柔委婉，但非常有效率；壓力極高的心臟外科，給人嚴肅、沉穩的印象，講話和動作都和縫合血管時一樣輕柔，所以開刀時不能有音樂或太大的聲音干擾；常用電鋸、鐵鎚、鑿刀敲敲打打的骨科，習慣大刀闊斧的動作和吵鬧的環境，步調明快、不拖泥帶水，但耐心有限，所以骨科很少出現需耗費三個小時以上的手術。可能是因為手術的輕重緩急，又或是治療的疾病種類？至今我還是不知道為什麼會有這樣的現象。

上大夜班雖然很傷身，但是偶爾輪值一週卻有讓身體休息的感覺。除了因為大夜班只有純粹的八小時，不用提早到場準備，也不用加班，步調比白班慢許多，所以即使是熬夜，也比平常有更多的休息時間。常有其他單位的護理師，或還沒畢業的學生想到手術室工作，因為聽說這裡都能準時下班，大家不知道的是，能夠準時下班的只有大夜班，白班的下班時間會依照手術檯數變動，手術沒做完大家都別想下班，只是勞基法有規定，上滿十二小時就一定要下班，我想這也算是準時下班的一種吧？

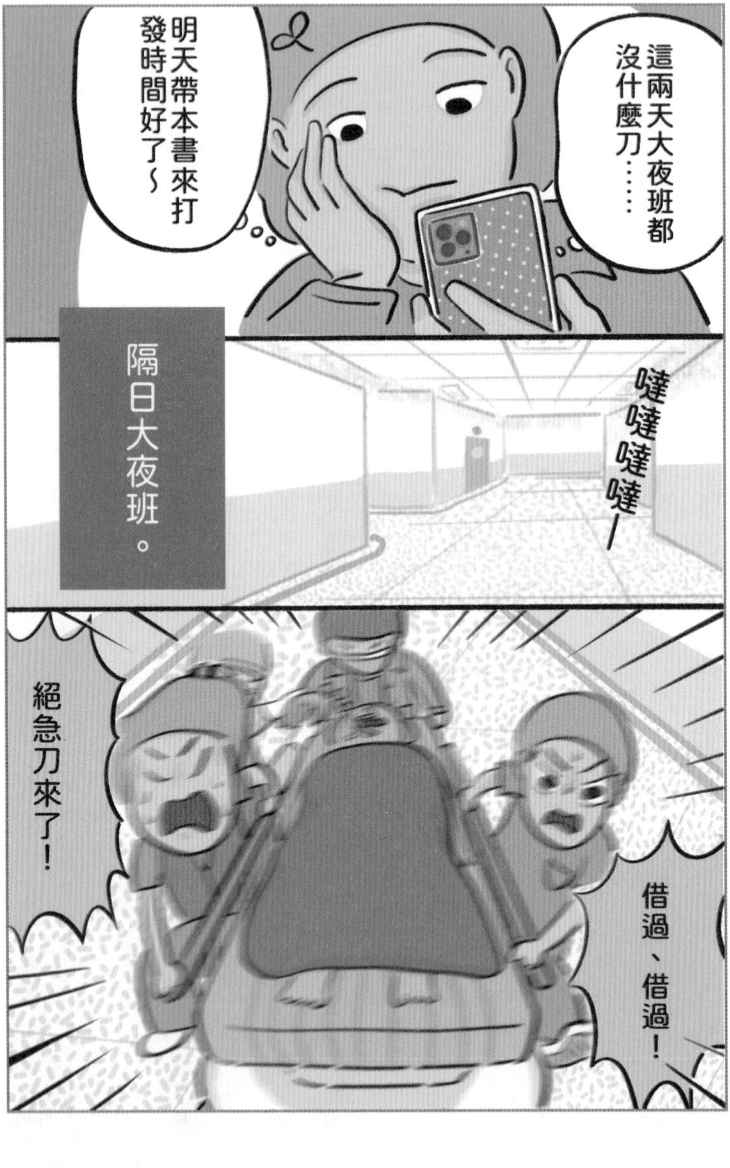
這兩天大夜班都沒什麼刀……
明天帶本書來打發時間好了～
隔日大夜班。
噠噠噠噠！
絕急刀來了！
借過、借過！

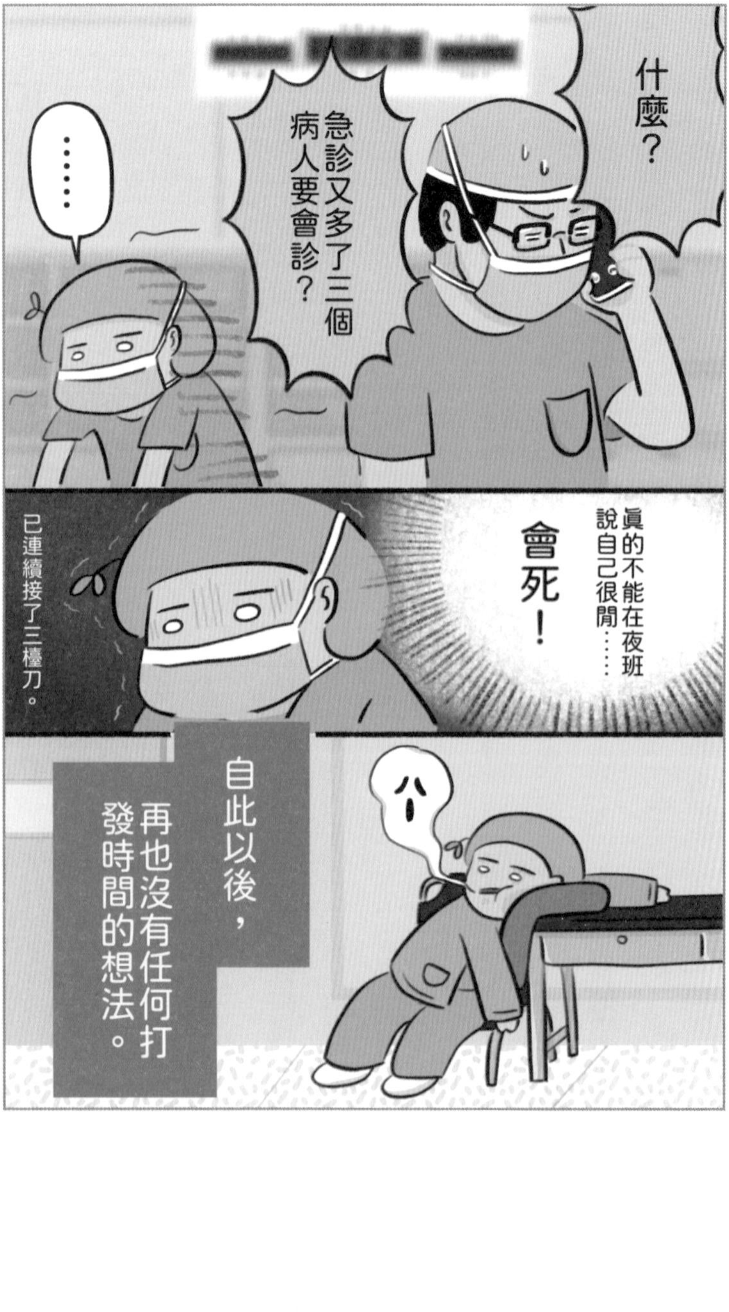
什麼？
急診又多了三個病人要會診？
……
真的不能在夜班說自己很閒……
會死！
已連續接了三檯刀。
自此以後，
再也沒有任何打發時間的想法。

10 代接電話的藝術

醫師換上手術衣後，就不能再碰手術桌以外的物品，當需要抓癢、推眼鏡、切換電腦上的檢查影像，這些小事都需要由流動來代勞，接電話便是其中最常做的事。

醫師在準備刷手上手術檯前，會將手機放在流動的工作桌上，不少醫師的私人手機與醫院公務機是分開的，因此一位醫師通常不只有一支手機，曾經有過工作桌上同時擺滿八支手機，公務機又都是同一款型號，完全分不清楚哪支手機是哪位醫師的。

替醫師接電話，不是按下通話鍵後直接塞給正在手術的醫師就好，流動必須像祕書一樣，負責過濾電話及轉達訊息。電話內容有八成是醫院內與工作相關的電話，可能是祕書或助理打來確認行政工作，或是病房護理師報告病人異常狀況；剩下的兩成，除了家人或朋友，大部分是推銷信用卡、貸款等的廣告電話。

我幫醫師接電話時，習慣都以「你好，請問哪裡找？」開場，而不是說：「這是○○醫師的手機，請問有什麼需要轉達的嗎？」因為有些醫師認為職業也是隱私，加上現今個資外流及詐騙事件太多，所以我們代接電話時也要特別留意這個小細節。

在轉達訊息之後，醫師可能會讓流動簡單回覆，或是要求自己聽，要讓醫師在穿著手術衣的狀態下接電話，流動必須將手機拿到醫師耳邊，充當人體免持聽筒，還要在醫師講電話時握緊手機，不能讓手機掉到醫師身上或手術檯上，同時也要注意自己的外套或衣襬不能碰到醫師的手術衣，以免破壞無菌面，進而汙染手術傷口。

在流動拿著手機的狀況下，醫師通常會盡量長話短說，尤其當醫師一百八十公分高，而流動僅有一百五十八公分時，流動必須將手機舉高、醫師側著身體彎腰才能聽電話，有時醫師就乾脆脫下手套，直接下手術檯去講電話。

電話內容怕遺漏，擴音加錄音

以我的經驗，傳達電話內容最困難的，是重複病房護理師報告的病人狀況，尤其同時有好幾床病人分別有不同狀況時，我大腦的短期記憶容量不夠用，往往都要請病房護理師們再說一遍。後來我學聰明了，在病房護理師準備唱出一大段報告時按下擴音鍵，讓整個手術房一起聽，既不用拿著手機罰站，還能讓醫師想講多久就講多久，是一個減少資訊傳遞錯誤又省力的好方法。

後來有醫師會自備藍芽耳機，直接聲控接聽電話，就不需要流動幫忙，但是藍芽耳機需要說出「接聽」或是「Answer」來控制接聽，有時會被手術中劇烈的電鋸聲或抽吸器的噪音蓋過，以至於醫師喊了好幾次都沒辦法成功接到電話。不過住院醫師幾乎不使用藍芽耳機，因為若是正與主治醫師對話，突然喊出「接聽」後講起電話，會讓老醫師覺得不尊重師長，所以他們還是會由流動代接電話比較實際。

有一次在手術結束時，偶然聽見住院醫師的手機傳出熟悉的對話聲，聽到第二遍發現，這不是我剛才與病房護理師的對話嗎？詢問醫師後才知道，他為了不遺漏任何需要開立醫囑，或是病房護理師的報告電話，每一段通話內容他都會錄下來，等開完刀再聽錄音檔確認。我一方面感嘆醫師的細心，一方面發現，原來自己講電話時的語氣和聲音居然這麼不好聽，看來得重新審視自己的電話禮儀了。

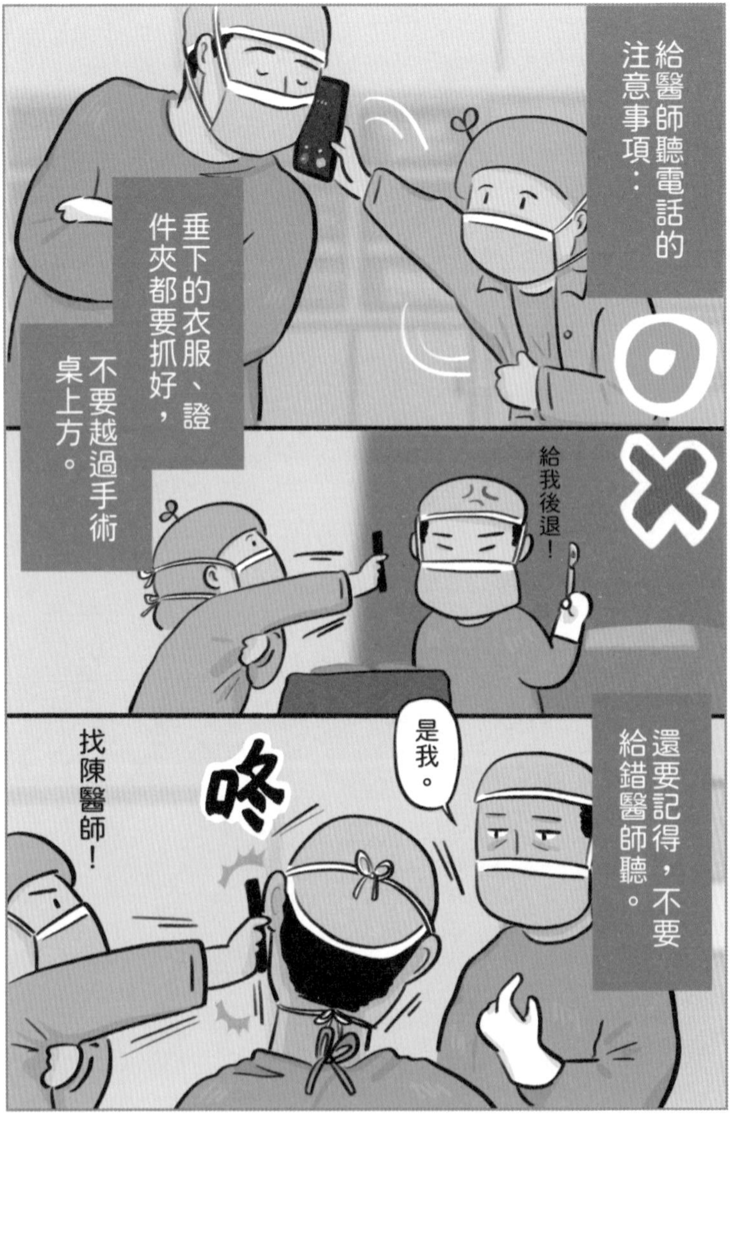
給醫師聽電話的注意事項：
垂下的衣服、證件夾都要抓好，
不要越過手術桌上方。
給我後退！
還要記得，不要給錯醫師聽。
是我。
咚
找陳醫師！

代接電話禁用娃娃音？

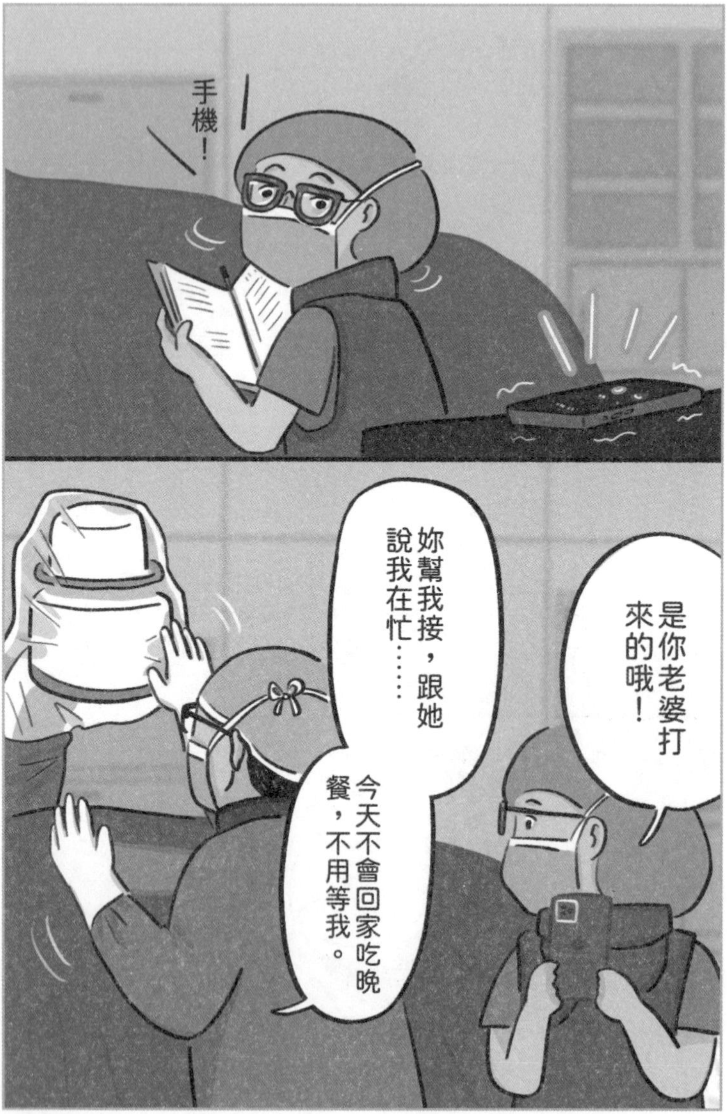
手機！
是你老婆打來的哦！
妳幫我接，跟她說我在忙……
今天不會回家吃晚餐，不用等我。

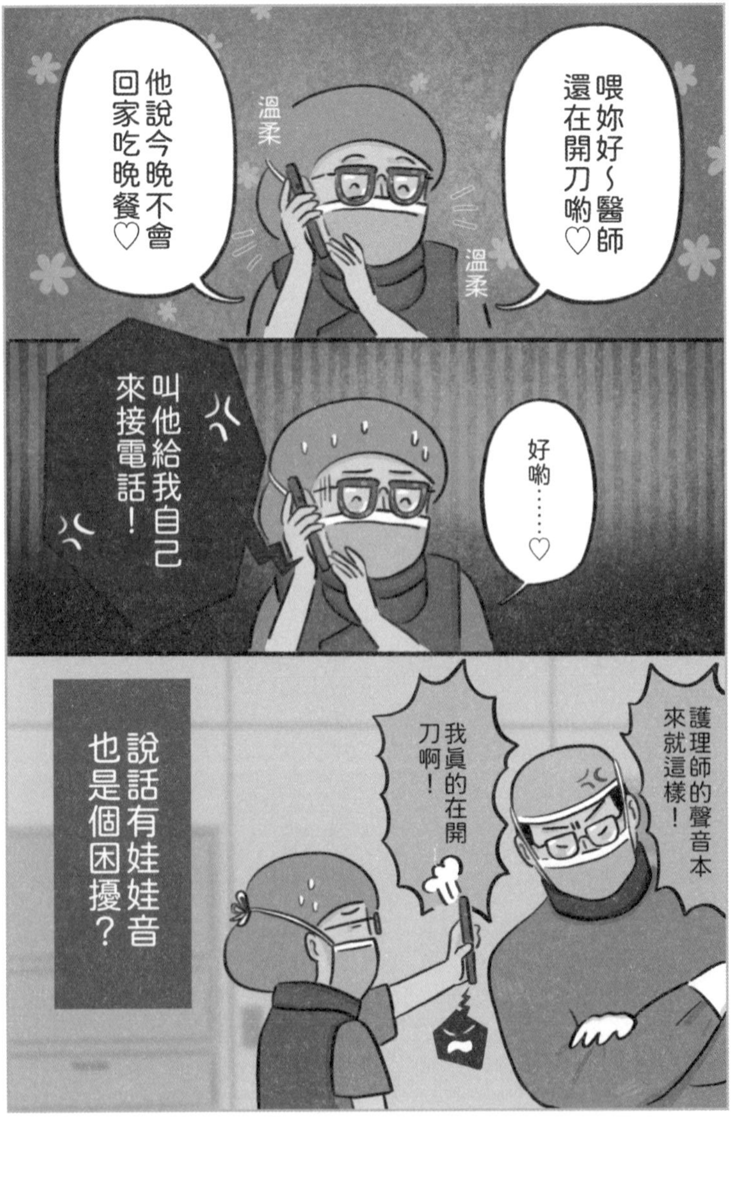
喂妳好～醫師還在開刀喲♡
溫柔
溫柔
他說今晚不會回家吃晚餐♡
好喲……♡
叫他給我自己來接電話！
護理師的聲音本來就這樣！
我真的在開刀啊！
說話有娃娃音也是個困擾？

11 比撞鬼更可怕的事

每個人一定都有過嚇到背脊發涼、冒冷汗的瞬間，沁涼感由胸口蔓延到四肢，心臟在漏跳一秒後隨即噗通噗通的加快，這種感覺我在手術室曾深刻體驗過，但不是撞鬼的靈異事件。

一個失手，賠掉一個月薪水

手術植入人體的植入物有健保或自費兩種，就像選擇平價或奢華的兩款商品，雖然外觀類似，材質上卻有落差，醫師會在手術前與病人討論好要用哪一種，並簽下同意書。當流動護理師遞交植入物給外科醫師時，要再三確認病人的同意書，因為所有醫療材料和植入物都和賣場的商品一樣，拆開包裝就視同購買，唯有瑕疵才能退換。

為了避免流動拆錯較為昂貴的自費植入物，外包裝上都會貼有碩大、紅色、粗體「自費」二字的貼紙，以及在裝載植入物的塑膠盒上印著自費使用等字樣，用來提醒流動再次確認，然而，再多的警示標誌都還是有可能忽略。

有次跟一檯頸椎手術，要把病人骨折的頸椎夾除後，放入充當椎體的植入物，醫師說完他要使用的植入物規格後，我沒有再次和他確認，就直接劃開包裝、放上手術檯，當我看著手術檯上和印象中不太一樣的植入物時，才驚覺自己疏失，自動幫病人從健保升級成自費的高級植入物，兩者相差三萬多元，瞬間一股寒意從背脊竄到頭頂。我立刻告知主治醫師拿錯了植入物，所有人停下手上的動作，等我更換成正確的品項後才再展開作業，阻止錯誤繼續發生。

這次即使沒有危害到病人，也已經是非常嚴重的錯誤，而那個自費植入物雖然沒有使用，但已經拆開包裝就不能回收消毒再使用，也不應該被回收，必須按照規定由誤拆的流動護理師賠償，一個月的薪水可能都賠給這粗心的疏忽。

還有一種會讓流動嚇到心裡發毛的失誤情況是，看著病人簽名的自費同意書，經過反覆確認無誤後，放心的拆開植入物包裝，卻在放上手術檯時掉到地板上。植入物並不像食物「三秒內撿起來還能吃」，一旦掉到地板上或是無菌包裝被破壞，就完全不能使用，只能直接報廢。所以在傳遞昂貴的植入物時，我們會比任何時候都更小心，就像是捧著珍貴又易碎的寶物般，深怕手上價值數萬元的東西落地。

只想當個護理師，不是手術室裡的收銀員

流動護理師要負責植入物的準備和拆封，也要將植入物劃入病人的帳單內，並且配合活動（健保給付）點選組合折扣，沒有折扣（健保不給付）的自費項目要在記帳後逐一檢查，如果結帳發現算錯錢或少算錢，流動就得親自致電給病人，請病人來醫院補繳帳單。只是近年電話詐騙橫行，連打電話通知病人可以退費都會被懷疑，更何況是要求補繳費用？所以帳款極有可能追不回來，而追不回的錢又有可能是護理師自己買單。

我剛開始當流動時，對於自費項目沒有實質價位的概念，只知道很貴，於是好奇

查閱了各項醫療材料和植入物的價格表，自此之後，無論擔任刷手還是流動，只要我捧著自費植入物時，心裡都會自動換算成價錢：「五萬元的傷口敷料」、「七萬元的膝關節墊片」、「十萬元的人工骨」，工作態度也因此變得更加謹慎。

對手術室護理師來說，臨床上的鬼故事從來都不是半夜聽到奇怪的聲響、某一間手術房總是有急救、接到往生室打來的電話，而是上床睡覺前才赫然想起，漏記了一筆幾萬元的帳。想起電視劇《麻醉風暴》裡的麻醉科醫師說的：「我只是想好好當個醫師。」我也想說：我只想好好當個護理師，不想當手術室裡的收銀員。

不在手術室工作的朋友，或是粉絲專頁的讀者們常會問：「在手術室工作了這麼長一段時間，會比較喜歡擔任刷手還是流動？」或許答案已經顯而易見。

自費材料一點碎屑都不能浪費

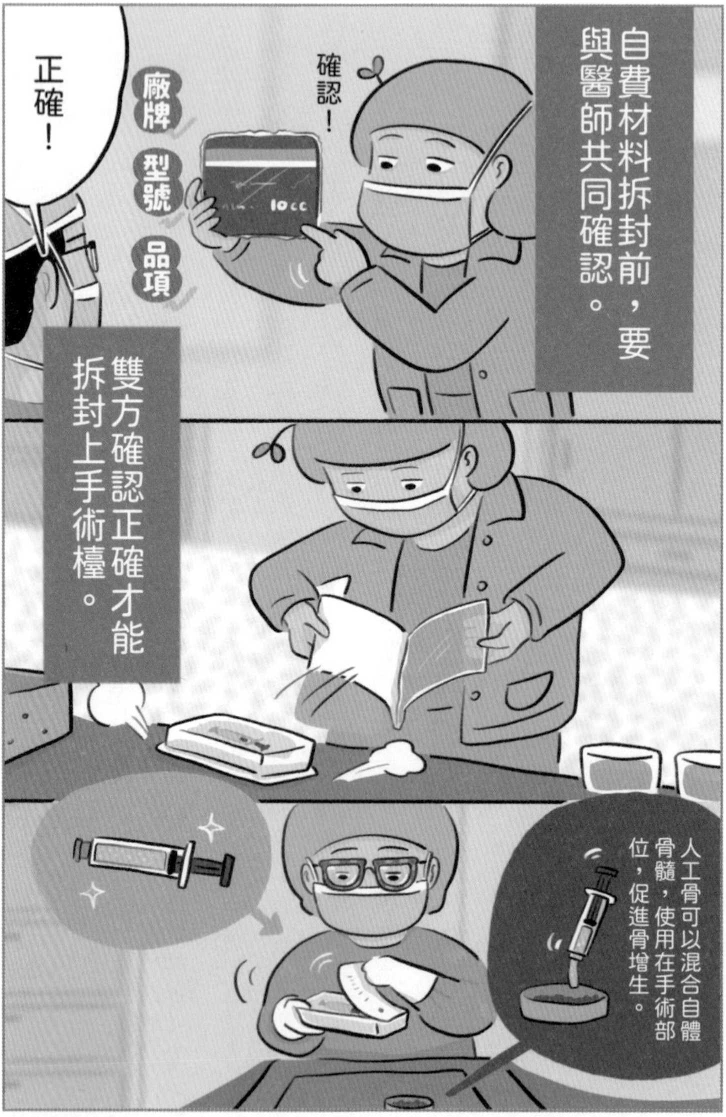
自費材料拆封前，要與醫師共同確認。
確認！
廠牌
型號
品項
正確！
雙方確認正確才能拆封上手術檯。
人工骨可以混合自體骨髓，使用在手術部位，促進骨增生。

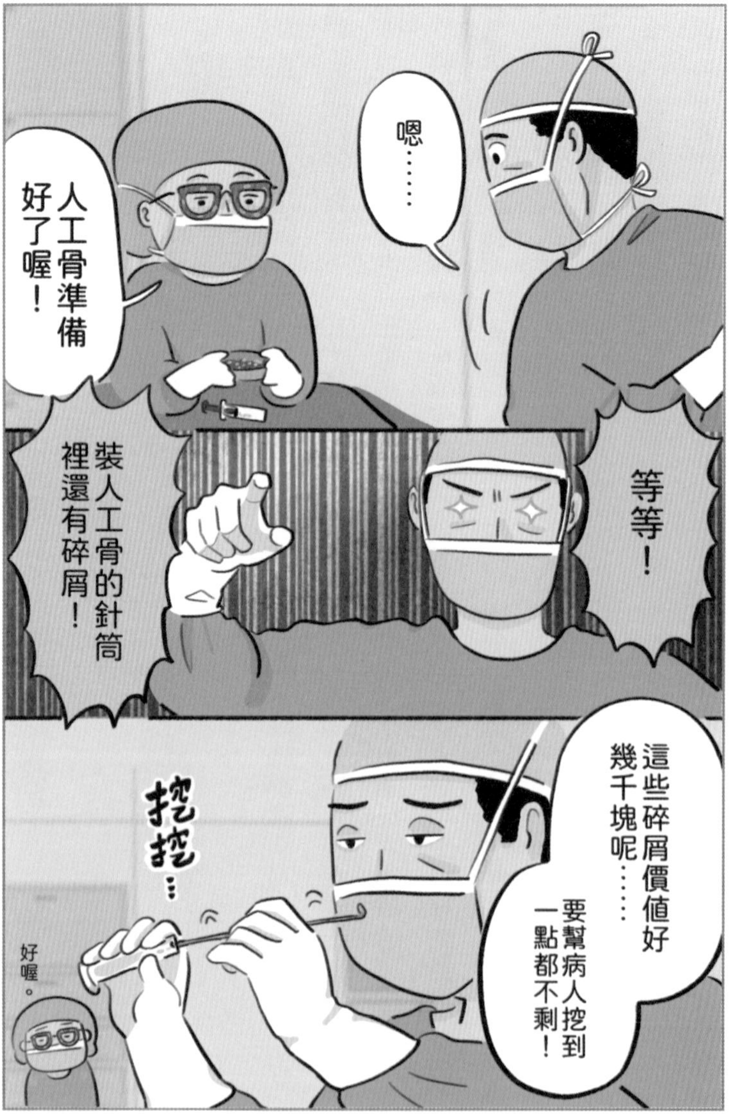
嗯……
人工骨準備好了喔！
等等！
裝人工骨的針筒裡還有碎屑！
這些碎屑價值好幾千塊呢……
要幫病人挖到一點都不剩！
挖挖……
好喔。

12 過年值班，累積經驗好機會

一年當中，醫院裡人最少、最安靜的時候，就在農曆春節期間。傳統觀念認為，過年期間待在醫院不吉利，除非病況非常不樂觀，大部分病人都希望趕在除夕之前出院回家。於是醫院也有在過年前「關病房」的既定行程，讓每間病房的床位縮減，住院及預定接受手術的病人量減少，醫院從上至下的工作人員和主治醫師們也能順勢放春假。但病人不會因為國定假日而不生病，所以過年期間還是有留守值班的醫護人員，負責照顧病情複雜無法出院的病人，以及需要緊急手術治療的病人。

過年值班（簡稱過年班）是從除夕到初四，總共五天，值班的人可以自願或抽籤決定，曾經聽聞有已婚的護理師，因為不想在家準備過年瑣事而爭相上過年班，但我在手術房似乎沒有觀察到這種現象，大家反而比平常更關心班表，抽到要值班的同事都會急著找人換班，而我因為想在過年後休假，便自告奮勇的自願上過年班。當時是我到手術室的第一年，連流動護理師的工作內容都還不是很熟悉，更不用說跨科跟刀骨科之外的手術，上過年班等於越級打怪，但是經驗就是這樣累積出來的。

用腸道破裂急診刀配年夜飯便當

過年班會有平時沒有的「過年福利」，除夕當天，醫院會準備象徵年夜飯的便當，讓值班同事也感受過年的氣氛，運氣好的話，還有機會遇到醫師發紅包。

我對「年夜飯」便當特別有印象的原因是，除夕當晚跟了一檯腸道破裂的手術，醫師用抽吸工具抽除腹腔內的髒水，和腸破裂流出的食物殘渣，那些經過消化後偏黃綠色的食物殘渣，和便當裡的酸菜極度相似，不知道是病人吃了酸菜，還是所有葉菜類食物經過消化都會變成那個樣子。

由於我上小夜班時段（下午四時至凌晨零時），而醫師都是一大早發紅包，所以白班的同事領了五天不同科別醫師的紅包，我是連紅包袋都沒看到，所以過年班的時段也要慎選，才能享受到手術室獨有的過年氣氛。

過年期間的手術室，除了少數必須在短時間內進行手術治療的病人外，最大的功能就是用來處理急診，病人狀況多數與春節假期有關，例如年菜吃太多導致腸阻塞、出遊跌倒或出車禍，其次是氣溫太低引發血管緊縮而腦中風。其中比較特別的是，取出異物的手術比平常多，有因為吃大餐而卡在喉嚨的雞骨、魚骨，還有小孩吞入的硬幣或玩具，或是在直腸裡塞各種特殊的東西。曾遇過一個病人將棗子塞入直腸裡，醫師必須將棗子夾碎才能取出來，為了方便向病人解釋有取出異物檢體，要將碎裂的棗子與比例尺擺在手術桌上拍照，那畫面難以形容的奇怪，也是讓我至今都忘不掉。

雖然那次的過年班，所有手術都是第一次見到，但沒有我想像的困難，反而有一種劉姥姥進大觀園的新奇感，也可能剛好都不是危及生命的大手術，醫師有時間也有耐心等待我慢慢來，也會帶著我認識沒見過的手術方法。只是，春節的醫院宛如一座空城，小吃店、美食街都拉下鐵門，只能以便利商店的微波食物果腹，不僅心靈上寂寞，連腸胃都感到空虛，我猜這也是大多數人不喜歡過年值班的原因，在醫院留守待命的我們，像是一群被遺忘的人。

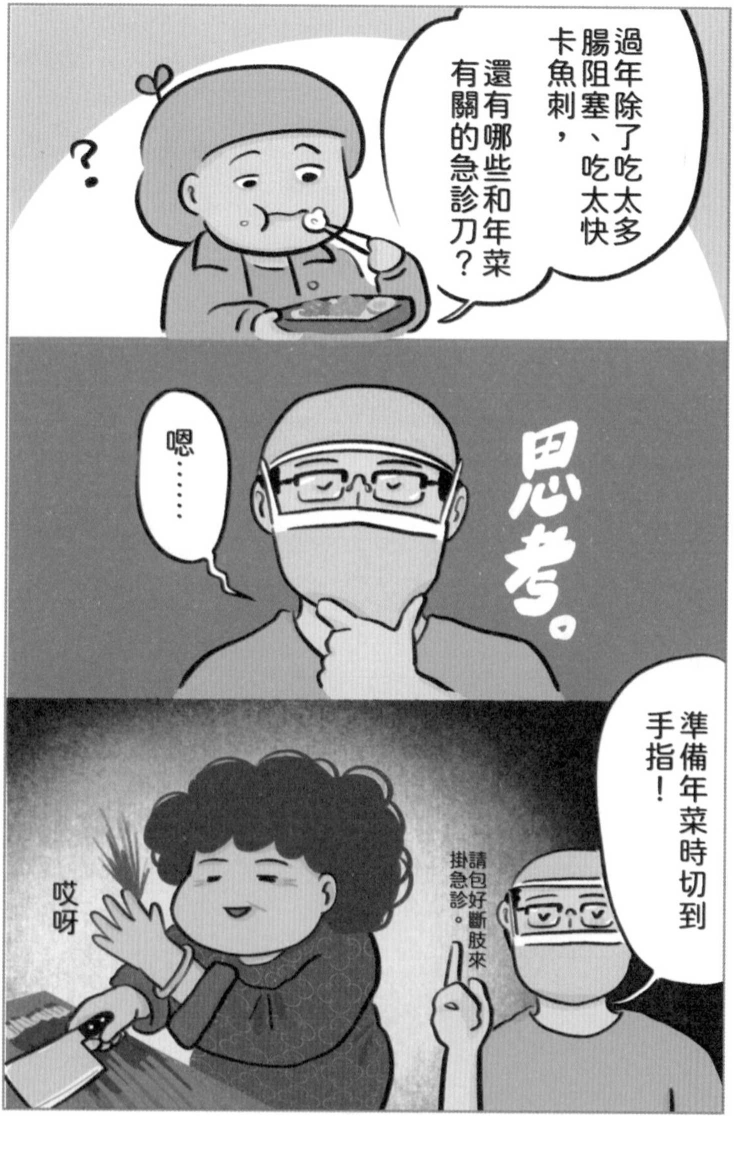
過年除了吃太多、腸阻塞、吃太快卡魚刺，還有哪些和年菜有關的急診刀？
嗯……
思考。
準備年菜時切到手指！
請包好斷肢來掛急診。
哎呀

手術室也需要過年氣氛

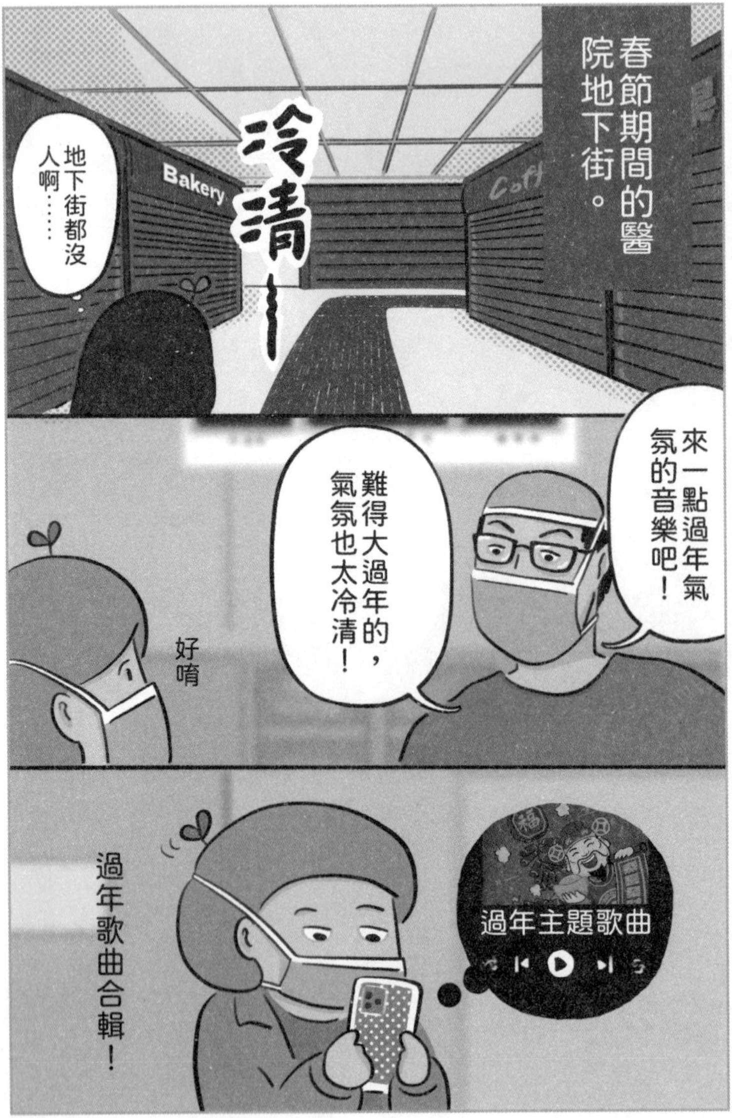
春節期間的醫院地下街。
冷清～
Bakery
地下街都沒人啊……
來一點過年氣氛的音樂吧！
難得大過年的，氣氛也太冷清！
好唷
過年主題歌曲
過年歌曲合輯！

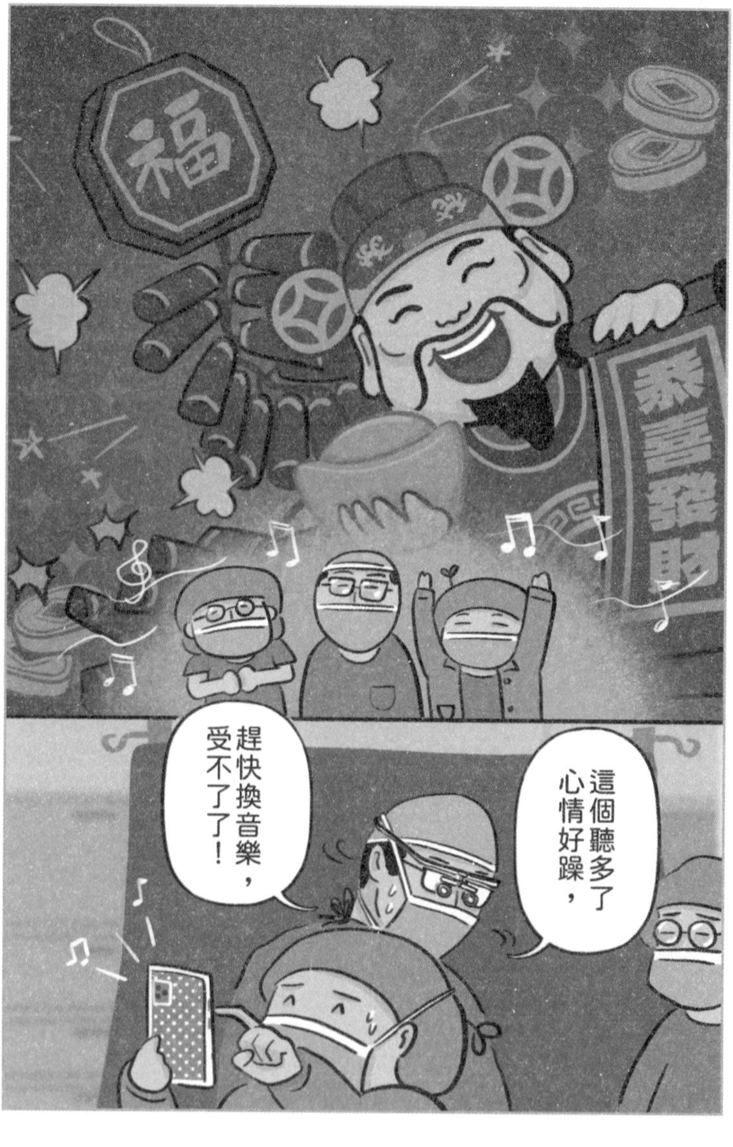
福
恭喜發財
這個聽多了心情好躁，
趕快換音樂，受不了了！

13 共感人的煩惱

我是一個情緒很容易被感染的人，看到別人傷心或是生氣都會深受影響，對光線、氣味、聲音也很敏感，可算是個「共感人」。

護理人員常被要求視病猶親，最好對每一位病人都能有同理心，共感人會將感同身受發揮到極致，應該很適合護理工作，但超出正常範圍的共感，反而會影響自己。

學生時期的實習經驗裡，內科病房讓我心理上特別有壓迫感，無法康復的慢性阻塞肺病、長期躺病床而造成的褥瘡、插在脖子上的氣管內管……這些象徵無法康復的畫面都令我覺得壓抑；在清潔傷口或是抽痰時，我也總是不忍直視病人的痛苦表情，尤其當他們的疼痛和難受是因我做治療所造成的，會讓我更沒有信心完成工作。

我很佩服學姐和醫師們做治療時，都能不被病人的反應所影響，特別是在骨科病房實習時，我曾觀摩病人在清醒狀態下打鋼針，無論病人因為疼痛哀號得多麼大聲，學姐和醫師依舊能面不改色的繼續手上的動作。

少一些無力感，多一些成就感

那位病人是位三十多歲的男性，因為摔倒導致小腿骨折，需要將斷裂、移位的骨頭拉開來，恢復到原本的位置。治療方式是在腳跟鑽一支像烤肉串竹籤粗細的鋼針，讓鋼針從腳跟內側刺入、外側穿出的固定在跟骨上，再將牽引工具套在鋼針上，慢慢拉開骨頭，等到骨頭回到正常的位置後，就能打上石膏讓骨頭癒合。

由於當時是教學病房，所有的護理實習生、實習醫師、住院醫師，都擠在治療室裡看主治醫師示範。完成消毒後，醫師在病人足跟要鑽孔的地方做記號，並打了局部麻醉藥，我觀察到病人此時已經因為打麻醉針而痛得滿頭大汗，也許是因為觀摩的人太多，他沒有發出任何聲音，直到鋼針鑽入時才忍不住的叫出來。

我立刻緊緊握住病人的手，希望可以轉移他對疼痛的注意力，但絲毫不起作用，他整張臉漲紅扭曲，眼淚一直從緊閉的眼睛湧出來。醫師手上的鋼針在病人腳踝上進進出出，絲毫不受對方哀號聲影響，維持著一貫臺詞：「再忍耐一下就好。」一直到成功打上鋼針，我才替病人鬆了一口氣。畢業之後我成為骨科手術室的護理師，和當時打鋼針的那位醫師變成同事，每當我看到他，都會想起那個病人痛到漲紅的臉。

手術室裡全身麻醉的病人，就完全解決了共感人的煩惱，即使病人身上的傷口深得見骨，因為有麻醉，病人不會有疼痛的反應，麻醉甦醒後也有止痛藥舒緩疼痛，而且每一次完成手術也有協助治癒病人的成就感，不會沉浸在無法康復的氣氛裡，所以我覺得手術室護理師是一個非常適合共感人的工作。

手術室護理師與病人的相處時間很短，只有麻醉前短短的幾十分鐘，及麻醉醒來迷糊的片刻，會繞過病人面臨罹病的傷心過程，以及漫長治療的無力感，不被負面情緒所影響。而這種工作模式，也讓手術室護理師們格外冷靜，無論是腫瘤檢驗的結果、疾病的預後（按：根據病人狀況預測疾病發展），甚至是面臨病患死亡，都不會有情緒上的波動。或許從來就沒有「共感人」這種特質，我只是更喜歡不用承受病人情緒的工作環境而已。

第 4 章

治病也治心，
小綠人的成就感

01 怕血能當小綠人嗎?

護理系學生在畢業前會經歷很多次實習，實習單位以內科和外科病房為主。相較於病房，急診、加護病房、手術室是更專科的特殊單位，環境和病人性質都不同，不適合一群學生同時在其中學習，所以實習名額並不多，也因此手術室在學生的想像中變得更神祕，對實習前要準備什麼也毫無頭緒。

一般病房實習會有單位簡介，介紹病房裡常見的疾病，可以先看課本預習護理方式、會使用到的藥物和檢查類別。例如，在骨科病房實習，要預習四肢手術後的換藥方式及復健運動；在產科病房則要練習指導產婦餵母乳的方法；胸腔內科病房要預習胸部X光、電腦斷層、肺功能測試等常見的檢查，以及操作抽吸管抽痰液。

而手術室的預習方向，則是從熟悉手術室環境及無菌技術開始，手術室的氣流、溫度、溼度設定，和手術的進行息息相關，無菌概念及熟悉無菌技術更是踏上手術檯的必備技能，這些基礎知識手術室護理學的課本裡都有，只要複習課本就能掌握。

較難準備的是課本沒講的事情，包括認識器械、學習跟刀的方式、各項手術的流程細節等，這些資訊多到書本寫不下，再加上術式非常多，材料和儀器還會推陳出新，因此我建議除了課本之外，再搭配網路上的電子資源學習，會比較有頭緒。

查閱電子資源可以從最簡單的谷歌（Google）開始，以手術的「疾病診斷原文」或「手術式原文」搜尋，就能找到相關疾病介紹及手術方式的概要，初步認識手術如何進行；更進階一點，可以使用學術搜尋引擎或學術期刊網站，瀏覽更專業的內容。預習時無須要求自己全數吸收，目標應放在讓自己對於手術進行有基礎概念，在真正身處手術室時，才能比對實際狀況和讀到的知識，成為實習的收穫。

想學到更多，就積極幫忙

由於手術室的重點在於執行手術，和其他單位以照顧病人為主的運作模式不同，在不熟悉工作方式和陌生的環境下，實習生們最常問的問題是：「在手術房該注意些什麼？」而我們通常會給出最簡單也最困難的答案：「不要傷害到病人。」

手術時的病人毫無自主能力，手術團隊的每個人都有保護病人的責任，從麻醉、安全查核項目、刷手、穿手術衣、清點器械等，每一項都是必須專心留意的工作。

實習生在手術室能夠參與的流程不多，只能確實做好刷手、消毒的每個步驟，然後站在刷手的工具桌周圍，在不妨礙手術團隊進行下觀摩，並維持好自己與周遭的無菌區域。因此最重要的是，若有汙染無菌區時絕不能隱瞞，即使重新鋪手術布單和穿手術衣很耗時，也可能讓醫師勃然大怒，但這攸關病人手術安全，所以就算只是懷疑有汙染，也要誠實的說出來。

也因為醫師通常不信任實習生，不會輕易讓他們上手術檯，所以實習生一整天下來，常常只有「看」手術，偶爾幫忙拿材料或跑腿，毫無成就感。想要學到更多，就要積極觀察手術團隊需要幫忙的時機，和保持好奇心主動問問題，才能讓實習過程豐富又有趣。

怕血能當小綠人嗎？試試看就知道

「學姐，我是左撇子，適合在手術室工作嗎？」我們也常接收到身體有特殊狀況的實習生提問，像是有手汗症不能長時間戴手套、患有脊椎側彎無法久站、見到血容易頭暈等，每次遇到這種問題我都一概回答：「直接進手術室試試看就知道了。」每個人的主觀感受和耐受度都不同，沒有親身經歷過怎麼能確定自己不適合？有些現任的小綠人身上也有可能影響工作的問題，但都有各自的克服方法，或許可以說，只要足夠喜歡或是需要這份工作，任何問題都不是問題。

此外，很多學生也會好奇，手術室裡不用打針、抽血，也不用拍背、餵藥，以往學習的護理技術都派不上用場，如果第一份工作就選擇手術室，會不會因此限縮未來換工作的機會？以供需比例來看，擅長抽血、打針技能的護理人員需求，一定比需要外科跟刀經驗的多，但相對的，若是要應徵手術專責護理師、診所手術室護理師、手術材料業務時，有手術室經驗就會是絕對優勢。所以我認為，第一份工作在哪個單位不是問題，重要的是，要在嘗試與學習中找出適合自己的工作。

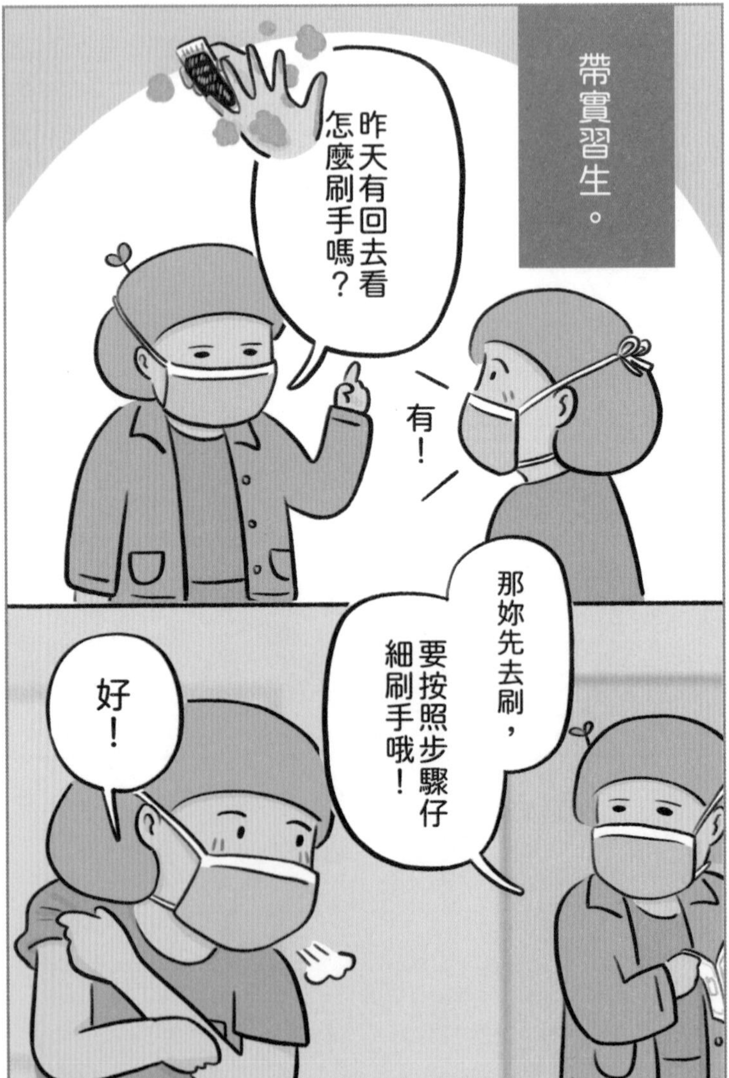
帶實習生。
昨天有回去看怎麼刷手嗎？
有！
那妳先去刷，要按照步驟仔細刷手哦！
好！

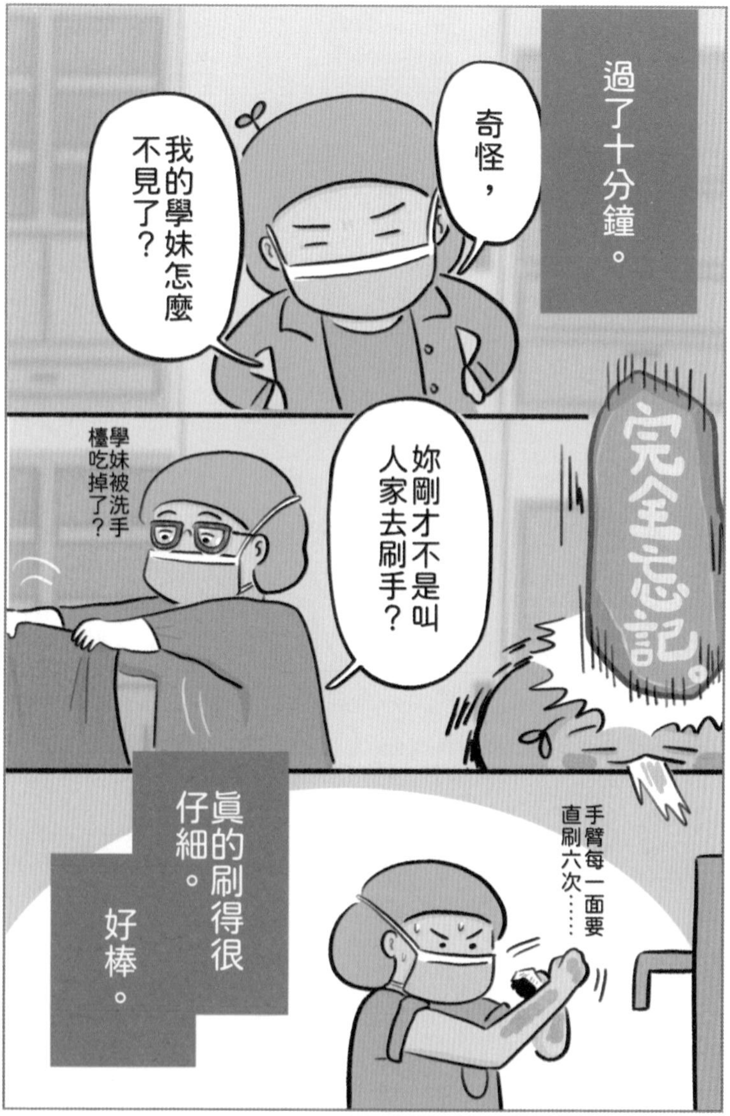
過了十分鐘。
奇怪，
我的學妹怎麼不見了？
完全忘記。
妳剛才不是叫人家去刷手？
學妹被洗手檯吃掉了？
手臂每一面要直刷六次……
眞的刷得很仔細。
好棒。

02 如果能重新選擇，我要回刀房

在護理系畢業前的最後一次實習，被稱為「最後一哩」，這一次不再有老師和組員共同實習，是正式獨立成為護理人員的銜接。

最後一哩實習的科別可以填志願選擇，讓每個人有機會到感興趣的科別，如果實習表現得很好，剛好單位也正在缺人，實習結束後可以直接就職，省去新人試用期和找工作的時間。當時我對各個科別沒有太多的了解和偏好，單純以實習經驗來填志願，相較內科慢性疾病的病房，我覺得外科病人的病情單純，可以在短時間內看到病人在自己的照護下康復出院，因此選擇了骨外科病房作為最後一哩的實習。

由於病房護理師的工作比我想像得難熬許多，經由督導的幫助，我在最後一哩實習結束後成功轉調至手術室，開啟了第二段新進人員磨難。成為小綠人後我很快就發現，手術室護理師的養成過程和病房完全不一樣，而且在病房和手術室都任職過的同事分析之下，我更確定兩邊的優缺點為何。

手術室的成就感，在於有思辨能力

與病房相比，在手術室工作不會碰上病人或家屬無理的要求或騷擾；平時有「確定的」用餐時間，不會因為事情沒做完或臨時有急救而沒時間吃飯；額外加班的時間會計算加班費，不同於病房的責任制，上班超過表定時間只能算自己工作效率不足。但即使手術室工作的優點這麼多，終究還是少了一個只有在病房工作才能感受到的成就感。

新進人員裡，除了應屆畢業生之外，也有在神經外科、精神科、兒科病房、小診所等單位工作過幾年的護理師，這些有工作經驗的「學妹」更容易掌握學習要領，也很勇於面對醫師在手術檯上的各種情緒，但試用期後卻不一定會留在手術室工作。對他們來說，護理師在病房是一個有能力給予的角色，進了手術室後反而被拔除了這個價值，被訓練成專門為醫師遞器械的機器人，沒有照顧病人的感覺，過往所學的學理與技術也毫無用武之地。

病房與手術室這些各自的優缺點都是事實，無論是想對自己好一點，還是更嚮往工作上的成就感，都是正確選擇，但要說手術室護理師只是遞器械的機器人，不如在病房照顧病人有價值，我完全不同意。如果在病房只是照著醫師開的醫囑執行治療，而沒有想過醫囑背後的原因，一樣會淪為執行醫囑的機器人；同樣道理，在手術室工作若能保持思考和批判性的腦袋、理解手術前後的檢查和手術每一個步驟、不依賴醫師開口就能給出正確器械、有疑慮時主動向醫師提出等，手術室護理師也會是具有思辨能力並讓醫師信賴的好幫手。

如果可以讓我回到畢業時重新選擇科別，我會毫不猶豫的選擇手術室作為第一份工作，但選擇病房作為最後一哩實習我也並不後悔，因為唯有親身經歷過，才會知道自己適合什麼，所有經歷過的事物終將成為我們成長的養分。

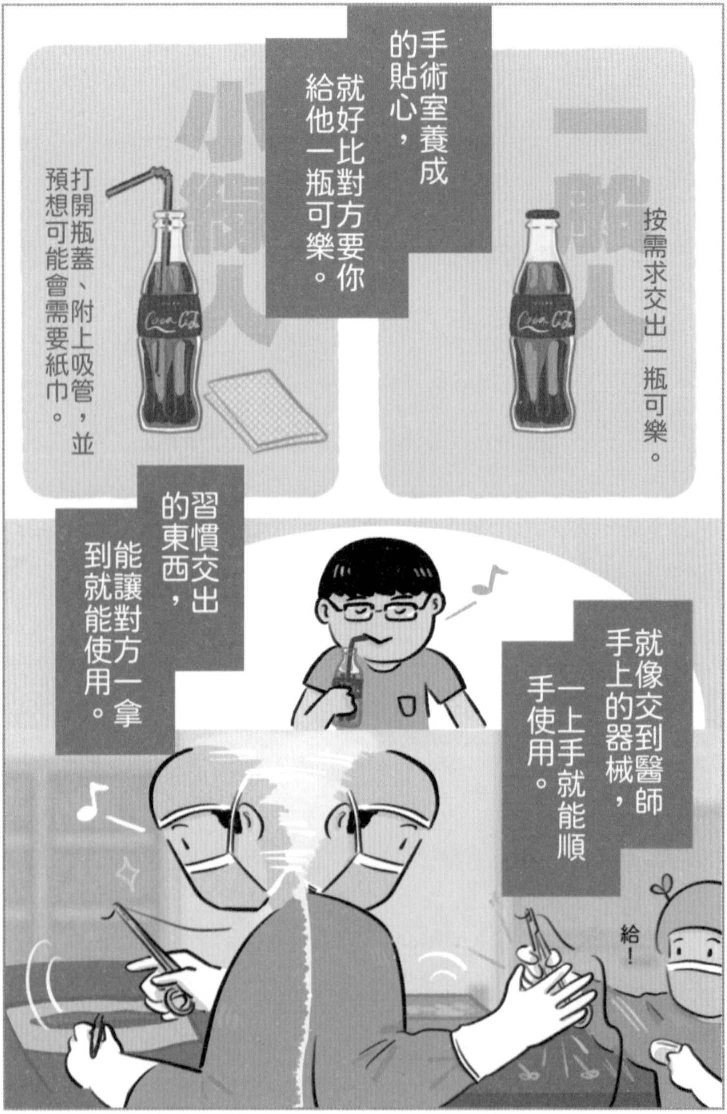
手術室養成的貼心，就好比對方要你給他一瓶可樂。
一般人
按需求交出一瓶可樂。
小綠人
打開瓶蓋、附上吸管，並預想可能會需要紙巾。
習慣交出的東西，能讓對方一拿到就能使用。
就像交到醫師手上的器械，一上手就能順手使用。
給！

病房才有成就感，手術室太輕鬆？

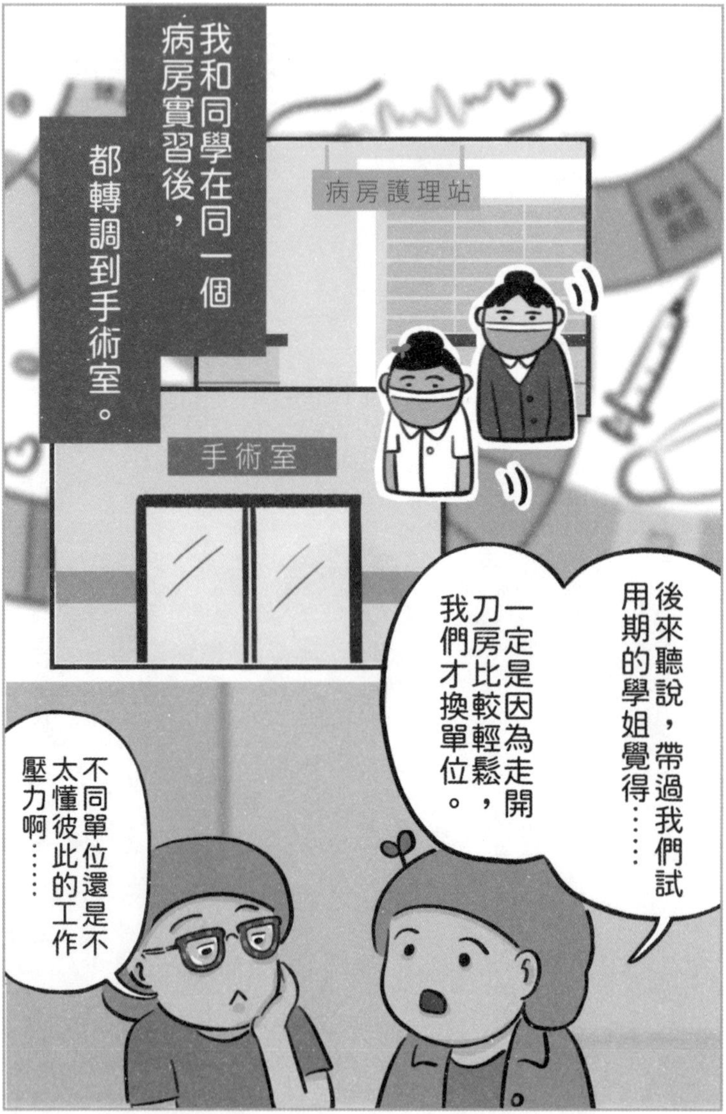
我和同學在同一個病房實習後，
都轉調到手術室。
病房護理站
手術室
後來聽說，帶過我們試用期的學姐覺得……
一定是因為走開刀房比較輕鬆，我們才換單位。
不同單位還是不太懂彼此的工作壓力啊……

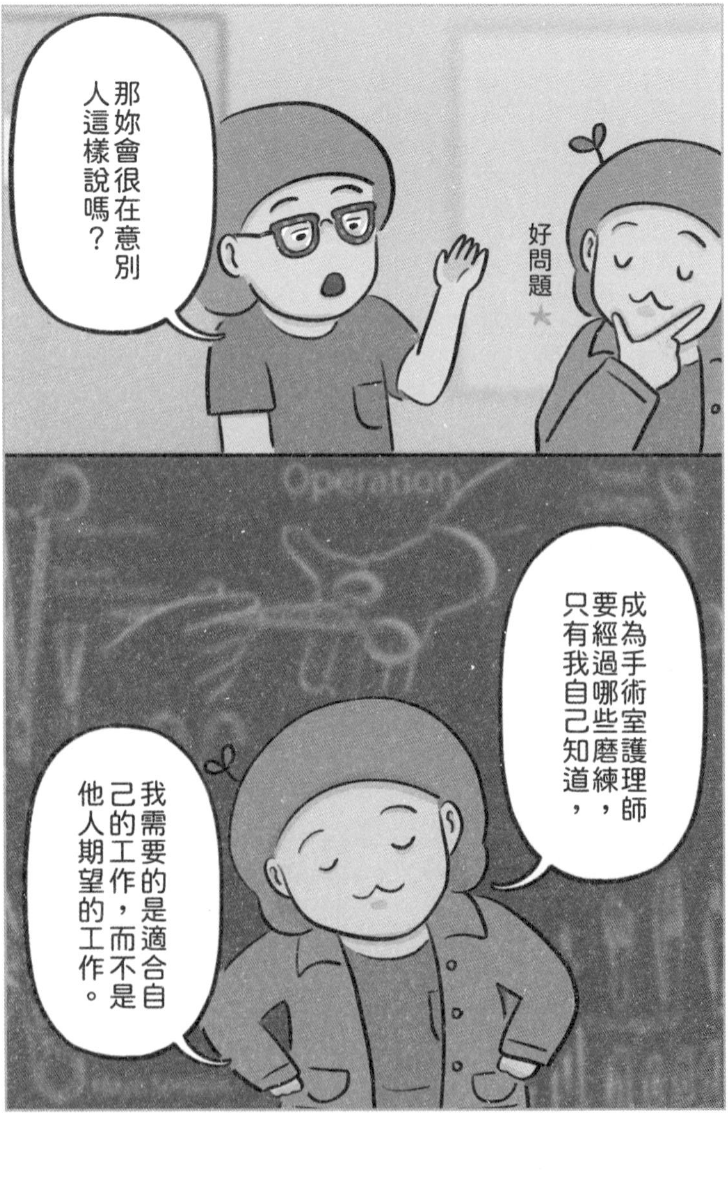
那妳會很在意別人這樣說嗎？
好問題★
成為手術室護理師要經過哪些磨練，只有我自己知道，
我需要的是適合自己的工作，而不是他人期望的工作。
Operation

03 傾聽就能給病人力量

基礎護理學是護理系學生第一個專業學科，其中有專門討論護理人員與病人之間建立「治療性人際關係」（或稱「護病關係」）的章節，是一個需要運用專業溝通技巧，讓護病之間有信任感的互動關係。

建立良好的護病關係，可以幫助護理人員深入了解病人潛在的健康問題，適合長時間與病人或家屬互動與溝通的照護單位，而手術室剛好就是個例外。在多數情況下，手術室護理師與病人僅有一面之緣，即使短時間內會再來做第二次手術，遇到的流動、刷手、麻姐或麻醉科醫師可能都是不同的人，唯一不變的只有主刀醫師。

有些同事在詢問病史時會和病人多聊一點，像是問對方怎麼受傷的？從事什麼職業？陪伴家屬是誰？輕鬆的聊天氣氛有時能夠讓病人心情放鬆下來。但我總覺得，不是每個病人都能接受這樣的對話模式，就像有些人搭計程車不喜歡聊天一樣，所以我一直都只詢問基本資料，或是為了解決病人當下的問題才會對話，像是問：「會不會冷？」或是「要不要上廁所？」其餘時間就讓病人躺在手術床上，閉著眼睛等待。

直到有一次，我聽見麻姐提醒病人要改掉飲酒的習慣，病人不以為意，還一派輕鬆的表示這些建議他都知道，每個護理師都跟他說過一樣的話，已經聽膩了。本以為麻姐看到對方的態度會停止苦口婆心，沒想到卻是再一次鄭重強調：「我是真心的為你著想，自己的身體還是要你自己注意，因為最後承擔一切的還是你。」病人多半沒想到，一個初次見面的人會這麼關心他，馬上收起不在乎的態度向麻姐道謝。

治療病人的身體，也要關懷病人的心

麻姐的反應讓我想起，護理人員最重要的本質是「關懷」，就算沒有時間建立護病關係，仍然可以主動關懷，有時只是輕撫病人的背，或是傾聽病人說話，都能為他們帶來力量，在他們的記憶裡，醫院就不會只有冰冷的印象，如果因為忙碌而省略了關懷，這樣的護理工作反而好像缺了一件最重要的事。

那一次麻姐與病人的對話，讓我決定開始主動和病人多說一點話，但不是漫無目的的聊天，或用說教的方式談論疾病成因，而是會在迎接病人時對他說：「進去手術房之後，我們隨時都在你旁邊，要做什麼事情之前都會先跟你說，不用擔心。」，這些雖然都是理所當然的事情，但病人在聽到這些話後，都能明顯放鬆下來，我想那就是陪伴所帶來的安全感吧。

提到對病人的關懷，讓我想起在校實習時，曾經照顧過一位因為失聰，只能比手語或寫字與人溝通的病人，他想轉到離家近的醫院，但因為失聰無法「聽電話」，於是我幫他打電話聯絡家人，代為傳達他想要轉院的意思。在實習的最後一週，這位病人順利轉回他居住城市的院區，轉院之前他留了一張紙條給我，謝謝我在實習期間「聽」他說話、幫忙他打電話。

打電話轉達訊息給家屬只是一件普通的事情，在忙碌的工作中停下來傾聽病人的需求，才是不簡單的細心，無論在病房還是手術房，護理人員都應具備這微小的「技能」，治療病人的身體之餘，也要記得關懷病人的心。

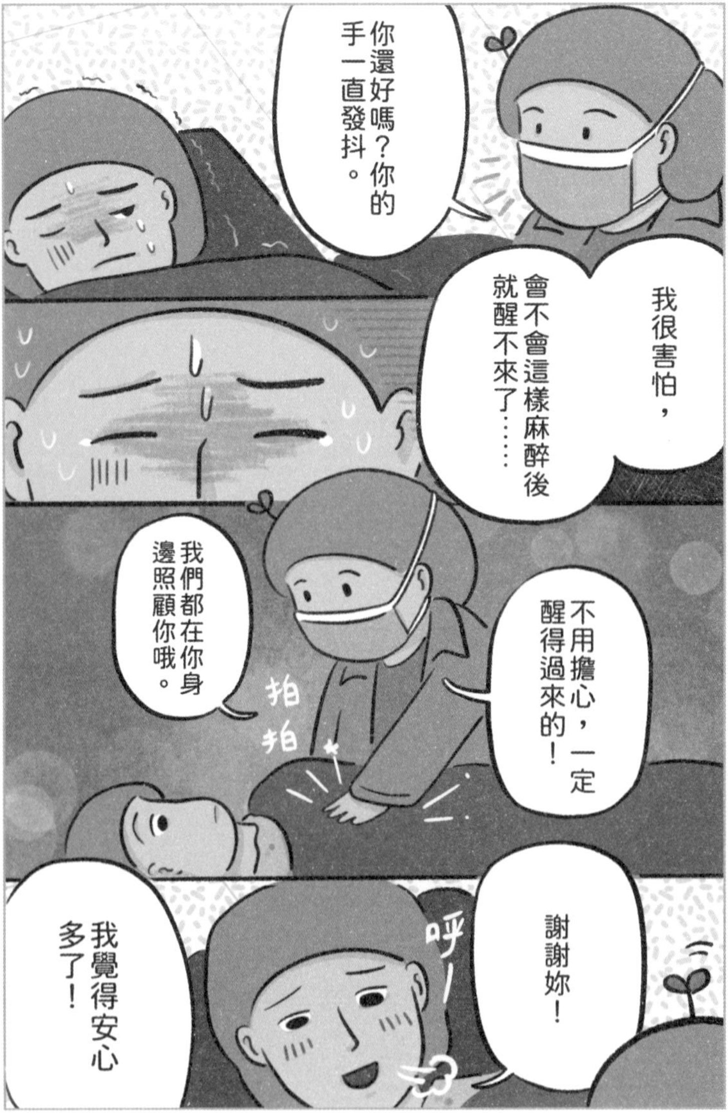
你還好嗎？你的手一直發抖。
我很害怕，會不會這樣麻醉後就醒不來了……
不用擔心，一定醒得過來的！
我們都在你身邊照顧你哦。
拍拍
謝謝妳！
呼～
我覺得安心多了！

04 自費材料好不好？

「那個……護士小姐，我想再問一下，我換關節，是不是裝自費的比較好？」在準備將病人從等候室推進手術室時，眼前約莫七十多歲的阿媽突然提出問題。

這種情況並不常見，因為當病人決定開刀後，醫師會先向對方解釋手術方式，提供自費及健保給付的醫療材料、植入物等資訊，讓對方選擇。因此，在病人簽下手術同意書時，同時也決定了使用的材料項目。雖然直到進手術室、我們還沒拆開材料包裝之前，病人都還能更改所選的項目，但阿媽在手術前一天就會先住進醫院，有很多機會可以要求，所以不知道為何會在手術前一刻才提出疑問。

「阿媽，妳是想知道自費會不會比較好用嗎？」我重複她的問題，想確認她只是緊張，需要一點情緒上的支持或聊天抒發，還是問題和手術同意書有關係，那就一定要轉告醫師。

有些問題護理師不能答

身為專業護理師，即使我們知道健保給付與自費材料的差異，或是醫師建議使用某一種的理由，但這牽涉到病人對於手術的意願和認知，必須由醫師親自解釋，因為在手術同意書上簽字的只有病人和醫師而已，醫師有義務為病人說明。也就是這一層法律約束，當病人或家屬不好意思打擾醫師，或是在醫師巡房時忘記提問，只好轉向詢問護理師，往往都會得到一樣的答覆：「要請醫師親自跟你解釋。」這並不是護理師們不願幫忙，而是不能隨便替醫師發言。

在阿媽進入手術房後，我立刻打電話通知醫師，告知病人對手術材料有疑問，醫師很快就來了解狀況。這位阿媽要做的是髖關節置換手術，髖關節位在鼠蹊部，是由杯狀的骨盆髖臼，和球狀的股骨頭連結而成的關節，會因為老化及承受身體重量而磨損。手術會去除磨損的股骨頭，裝上人工關節，而健保給付與自費材料的差別，就在人工關節球狀與杯狀連結處的材質不同，可以使用的時間也不同，可以依據病人的年齡、疾病，或其他狀況選擇。

因為病人是老年人，或許沒辦法靠說明讓對方理解材質的差異，所以我也很好奇醫師會用什麼方法解釋。

「阿媽，你想要再問一次自費的那種好不好用嗎？」醫師靠向病人的床旁，然後從口袋裡拿出髖關節手術自費材質的股骨頭球。「這是手術要裝在關節裡面的東西，是自費的那種，它是陶瓷的，像這樣……」醫師信手將那顆股骨球丟出去砸到牆角，發出很大的聲響，手術房裡的麻醉科護理師和住院醫師都被聲音嚇得回頭，只見醫師輕鬆的撿起滾回來的股骨球，說道：「像這樣摔出去它都不會破掉喔！」醫師將股骨球拿近給病人阿媽看。

沒想到阿媽不但沒被醫師砸東西的舉動嚇到，還像吃了定心丸一樣，馬上答應改簽自費的材料，這個景象讓拿著手術同意書站在一旁的我為之驚嘆，同時心想，是醫師已經了解病人阿媽心之所向，所以給她一個下定決心的舉動？還是單純懶得費脣舌，用「丟」得來解釋這一切比較快？但無論是哪一種原因，這樣簡單粗暴的解釋方式，也只有醫師才能這麼做，仔細想想，如果病人發生像被丟出去般衝擊力的意外，即使關節沒壞，命也去掉一半了吧？

當病人需要用到價格不菲的自費醫療材料時，都會有個疑問：「自費真的比較好嗎？」事實上，除了材質或原料的差異之外，有些材料具備讓醫師手術操作上更省時、更容易的設計，有些可以達到延緩病情惡化的效果，這些都無法單憑手術結果來衡量哪一種比較好，只能全心全意的相信負責治療你的醫師，若還是不放心或有疑問，就請他再為你解釋一遍吧。

自費材料真的比較好？

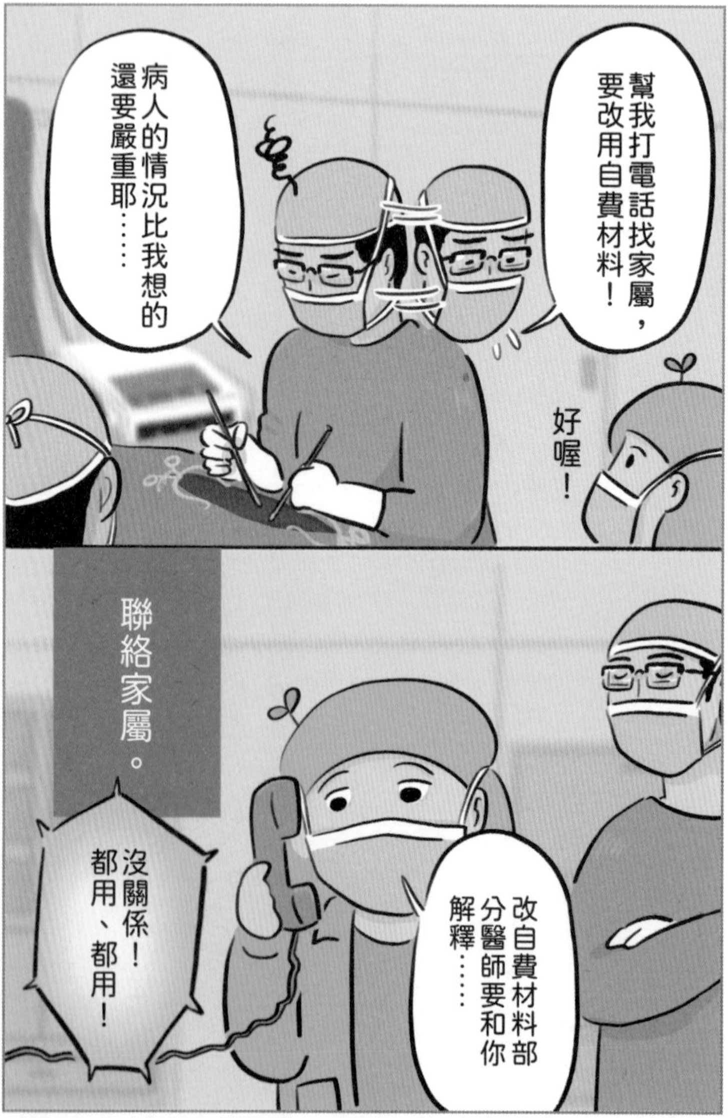
幫我打電話找家屬，要改用自費材料！
好喔！
病人的情況比我想的還要嚴重耶……
聯絡家屬。
改自費材料部分醫師要和你解釋……
沒關係！都用、都用！

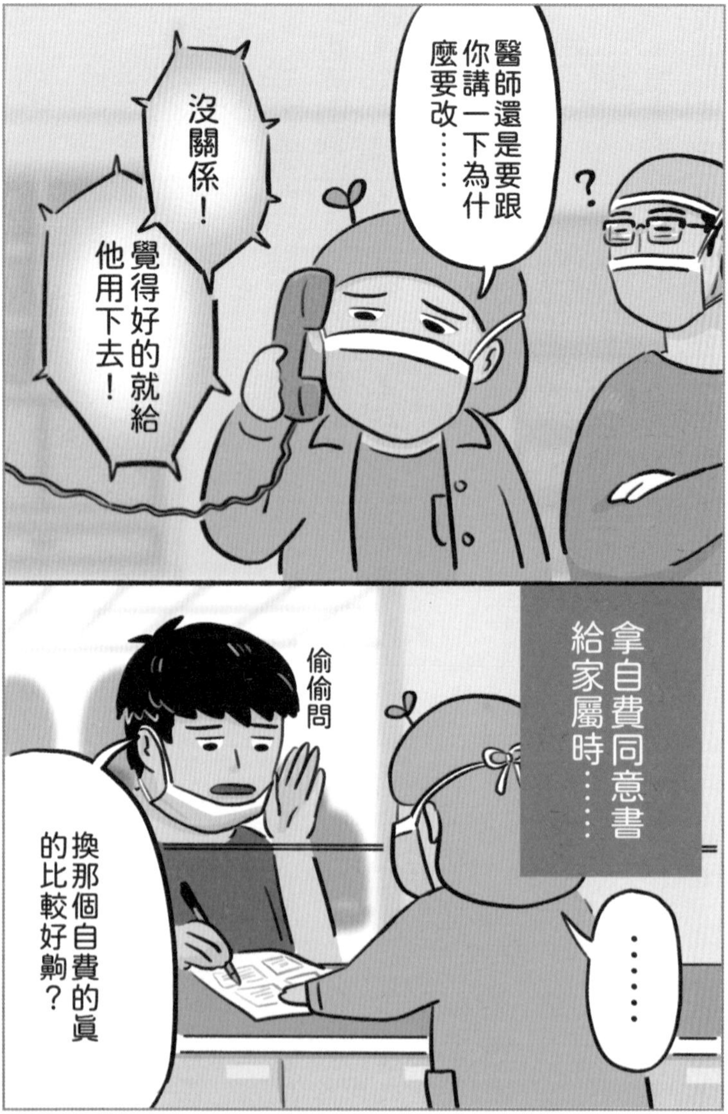
醫師還是要跟你講一下為什麼要改……
？
沒關係！
覺得好的就給他用下去！
拿自費同意書給家屬時……
偷偷問
換那個自費的真的比較好齁？
……

05 治病的人也需要被治療

有天上班時發現，跟刀的住院醫師正打著點滴，因為雙手必須維持無菌，點滴就只能打在腳踝周邊的血管。那包點滴滴完時，醫師還請我幫他換一包新的點滴，而剛好病人開刀時都會有兩支點滴架在手術床的兩側，醫師的點滴包就順便也掛在病人使用的點滴架上。

看到這情境我第一時間想到的，並不是醫師怎麼這麼辛苦，都打點滴了還要上班？而是覺得這樣的畫面好違和，治療病人的人也正在被治療。

醫護人員打點滴上班的情形其實不常見，但撐著疲勞和不適的身體上班卻是常態。每天要開刀的病人很多，但手術室人力有限，為了不影響工作運行和連累同事，醫師和護理師們都很少請假。即使身體不舒服，憑藉著自身的專業知識，就能為自己完成適當的醫療處置，感覺頭暈、頭痛及輕微肌肉痠痛，醫院有隨處可得的退燒藥、消炎止痛藥，可以緩解即將感冒發燒的症狀；身體脫水時，有擅長打針的麻姐幫忙打靜脈針、掛點滴。

在空病床上補眠，是醫師預防過勞的自我治療

有一次同事在下樓時撞傷了腳踝，身為骨科手術室護理師的她，立刻替自己準備冰敷腳踝的冰塊包，並到手術房請住院醫師幫她照X光，從影像上判斷沒有骨折後，就拐著腫起來的腳繼續上班。這些肌肉扭傷的急性期處理、後續檢查評估，到完成初步診察和護理等流程，幾乎都不需要掛號看醫生，在醫院工作有方便就醫的福利，但也讓我們沒理由裝病請假。

類似的事情不勝枚舉，雖然不是在自家醫院發生，但上了新聞版面的「住院醫師尾牙表演在院長前倒地」，就不只是上班時感冒發燒、扭到腳而已，而是危及生命到讓同事湧上來急救的真實案例。過勞不算是一種疾病，也不能是請假休息的理由，所

以偶爾會看見醫師蓋著熱毯趴在手術房辦公桌上，或是躺在走廊上暫時空著的病床睡覺，不想被看到睡臉的醫師，則會躲在放儀器的小房間地板上打地鋪，直到病人一切準備就緒，護理師才會把醫師叫醒。補眠就像是醫師們為預防體力耗盡的治療。

擁有醫師這樣富有專業醫療知識的同事非常方便，可以趁上班時間請醫師替自己觸診腫塊、免掛號看檢查報告，或是替我包紮被玻璃藥瓶割破的手指頭，然而，當需要從眾多同事裡挑選為自己做手術的醫師時，卻是有點複雜的選擇題。

這種難處尤其會出現在醫師身上，當他們要選擇與自己同科的醫師做手術時，由於他們太清楚彼此擅長的手術項目，對手術過程也瞭若指掌，如果選擇年輕、資歷遠少於大前輩的醫師，就好像在間接表明自己不認同權威醫師的手術技巧，被選中的醫師可能也會因此有壓力，因為所有同事都會一起檢視手術後的成果。若是不滿意手術成效，礙於同事這層關係，自己也不能直截了當的表達出來，所以，在外科工作看似可以享有豪華醫療團隊，但事實並不如大家想像得那麼簡單。

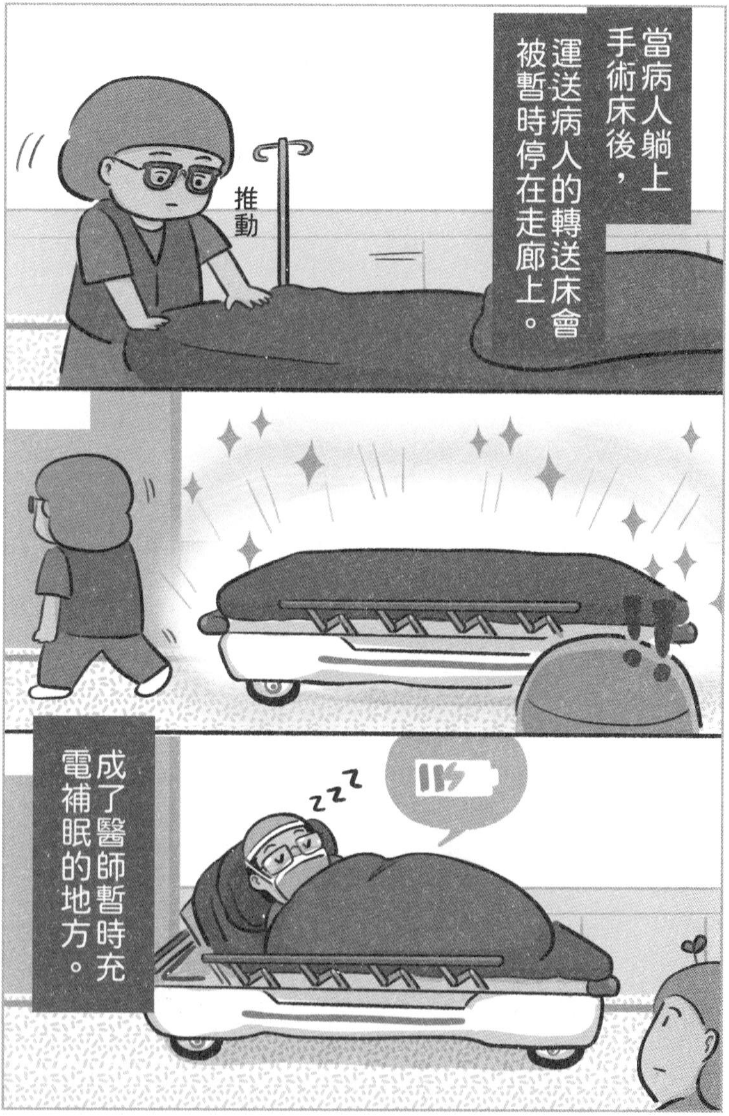
當病人躺上手術床後，運送病人的轉送床會被暫時停在走廊上。
推動
成了醫師暫時充電補眠的地方。
zzz

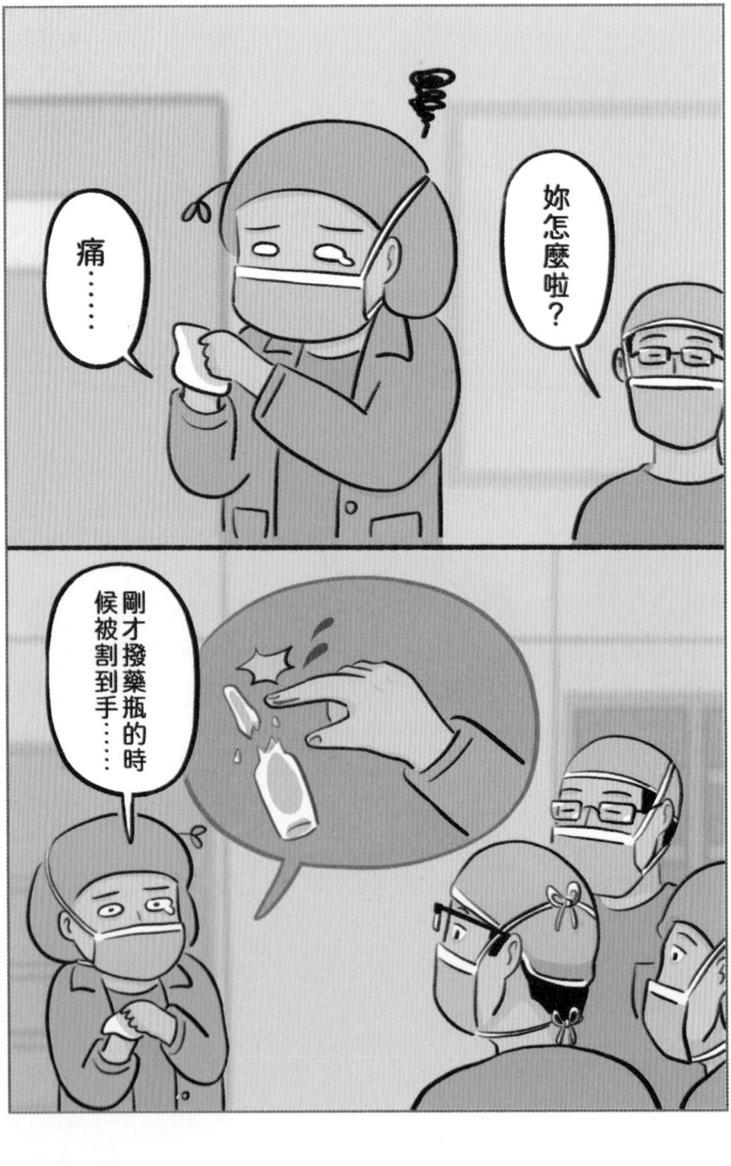
妳怎麼啦？
痛……
剛才撥藥瓶的時候被割到手……

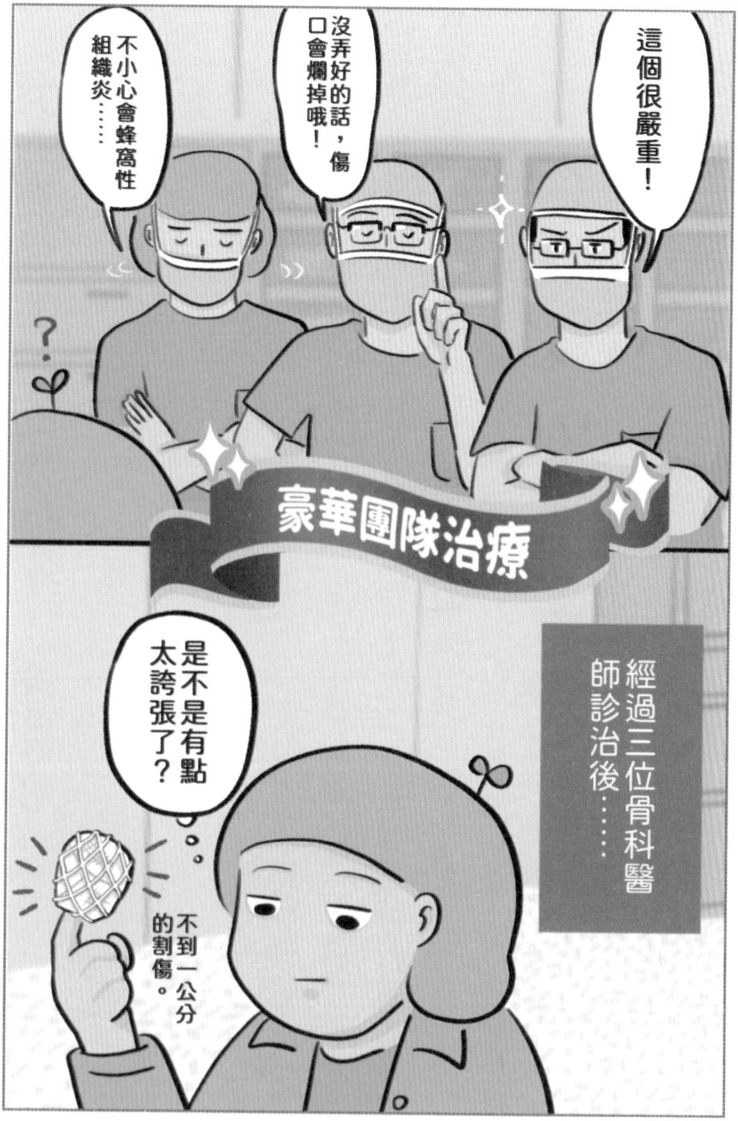
這個很嚴重！
沒弄好的話，傷口會爛掉哦！
不小心會蜂窩性組織炎……
豪華團隊治療
經過三位骨科醫師診治後……
是不是有點太誇張了？
不到一公分的割傷。

06 充滿能量的幾個字：謝謝你

回想經歷過的十幾次實習，最讓我印象深刻的，是病人在出院時跟我說：「謝謝你的照顧。」當時我還沒有護理師執照，在病人面前笨拙的打針，復健方法也講解得不流暢，但病人的感謝像是對我的實習表現打了滿分，為當個護理師的憧憬再套上一層夢幻泡泡，只是沒想到成為小綠人後，便很少有機會聽到來自病人的感謝了。

雖然我從來不是為了被感謝而做護理師，但感謝的話語總能讓人暫時忘掉所有爛事，找回對工作的耐心，像充電般得到能量。

在我的跟刀流程還很生疏時，常能明顯感覺到主治醫師在忍耐我的動作慢和不熟悉，當時甚至有醫師說：「我不想要沒經驗的新人上我這檯手術，跟學姊說換人來上。」那位醫師出了名的脾氣差，上了手術檯就像切換了一個人格，不僅易怒、沒耐心，還說話非常小聲，刷手要遞出正確的器械全憑經驗和運氣，所以即使醫師要換人，也沒有人願意和我交換。

不過，第一次跟這位醫師的刀卻沒有想像中的可怕，除了有新手運之外，也可能醫師那天心情好，所以對我手下留情。之後再有幾次交手經驗，當然免不了被對方怒吼過，但也漸漸摸索出醫師的脾性與規律，有一次手術結束後，醫師竟在下手術檯前和我說了聲謝謝，回想最初對方說要換人跟刀的情境，從不被信任到收到醫師的感謝，有一股成就感油然而生。

叫出名字的道謝，讓我知道努力沒有白費

每間刀房每天都是不同的主治醫師在開刀，因此每換一間，就要重新適應一批醫師，必須熟記他們的手術流程和習慣。在做筆記時我發現一個很特別的現象，那就是每位醫師都一定有某項獨特的行事風格，可能是特別的髮型，也可能是只用特定廠牌的自費材料，又或是有個人特調的止痛配方等，好像在藉由這些展現個人特色。

曾經遇到一位主治醫師，會將預防手術感染的方式做到最極致，比如一般是鋪三至四層手術單來維持無菌範圍，他會再多蓋好幾層，而且還要用防水材質；一般只會戴一層髮帽避免頭髮掉出來，他會戴五層，而且不只是包住頭髮，還要將耳朵也蓋起來，避免耳垢掉落；鋪設手術單也不能由住院醫師代勞，一定要親自完成才放心。

由於這位主治醫師極度注意細節且需要安全感，所以手術時間會比其他醫師多上一倍，手術流程也更複雜，每次跟完他的刀都筋疲力盡。但或許也因為個性細膩，每次完成手術時，他都會對手術房裡的每個人一一叫出名字道謝，不得不說這樣的道謝方式很聰明，雖然不至於讓每個人都心甘情願的勞累，卻能讓人心情好一點。

刷手和流動護理師就是醫師們的助手，有良好默契可以讓手術迅速又順利；相反的，如果刷手和流動都不了解醫師的習慣，即便醫師依然可以完成手術，但一定會耗費更多時間和精神。然而要有絕佳默契，除了長時間的工作相處，最關鍵是願意主動做功課和練習。手術室不會硬性規定必須記下每位醫師的手術流程，或是提早到手術房準備，但對我來說，讓手術流暢的進行是認真看待工作的態度，當醫師在下手術檯前對自己說謝謝，帶來的不只有成就感，也讓我知道，所做的努力都沒有白費。

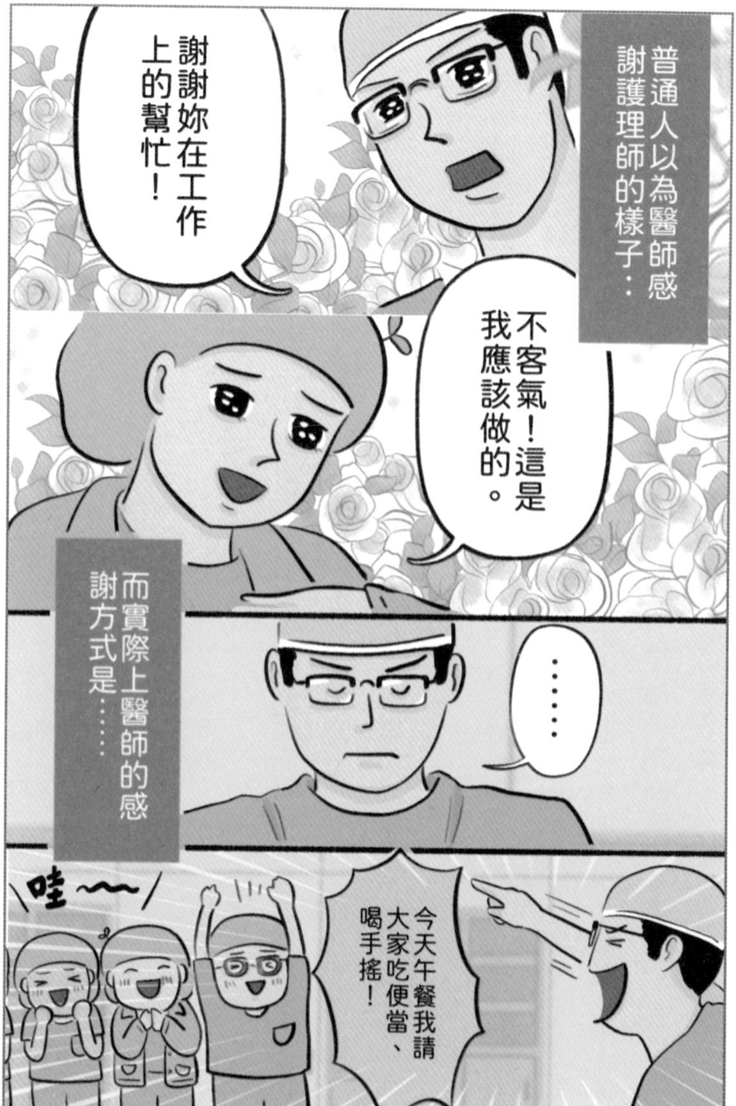
普通人以為醫師感謝護理師的樣子……
謝謝妳在工作上的幫忙！
不客氣！這是我應該做的。
而實際上醫師的感謝方式是……
……
今天午餐我請大家吃便當、喝手搖！
哇～～

07 維持刀房高效運轉的小精靈

手術結束後的手術房宛如命案現場，地板與牆面充滿噴濺的血漬和消毒液，垃圾桶分別塞滿手術材料的包裝袋、大量感染性垃圾、乳膠手套，還有盛裝無菌溶液的碗盆、止血用的紗布，以及大量沾滿病人血液的布單。這樣混亂的手術房要在十分鐘內恢復成原本乾淨的狀態，才能迎接下一個病人。

手術室裡有幾位負責將開刀房恢復原狀的清潔人員，他們會穿戴護腰，推著載有拖把、掃把、垃圾袋的清潔車，當公務手機響起，便知道有房間可以準備清掃了。

清潔人員會先將散落在各處的垃圾、肉屑清掃一遍，在地板上噴灑具有消毒作用的漂白水，洗去地板上的血漬、消毒液；用漂白水擦拭手術床、手術燈；更換所有垃圾桶的垃圾袋；將使用過的髒手術單、收集血液的塑膠瓶、垃圾搬運至汙物室；讓原本經過核彈級爆炸的手術房瞬間恢復原狀。他們不只是迅速的打掃，還要有基本的感染控制概念，處理感染性垃圾與一般垃圾要使用不同的手套，感染性垃圾要收在清潔車裡，與一般垃圾分開來包裝運送，防止細菌和病毒在手術室走廊傳播。

以上工作都由一位清潔人員單獨完成，一次打掃一間手術房沒有問題，但是當五間手術房的手術同時結束，都準備要迎接下一位病人時，那就是清潔人員的惡夢了，動作快轉兩倍速都來不及。尤其是骨科的手術房，常因為鋸骨頭、敲骨頭，噴了一地板的血和骨屑，若是關節鏡手術，又會讓地板上充滿從關節腔流出的血水，這些都會讓清潔人員打掃時特別費力。有次偶然聽見清潔人員們聊天，說到他們最不喜歡輪值的科別就是骨科，才知道原來骨科不只最難學刷手跟刀，也是最難打掃的單位。

清掃也要有危機意識，防護不應少

組長在安排手術房的使用順序時，會考量病人是否有傳染疾病，例如經由接觸傳染的疥瘡、空氣傳播的肺結核、血液傳染的肝炎等，有傳染疾病的病人會被安排在最後一檯，在這位病人手術完成後，手術房就要徹底清潔消毒。

記得有一天的最後一檯手術，是一位患有後天免疫缺乏症候群，也就是俗稱愛滋病的病人，由於愛滋病毒會經由體液接觸傳染，為了避免在照顧病人及手術時直接接觸到對方的血液、體液，手術房裡的每個人員要穿拋棄式防護衣，使用後直接丟棄。

在幫麻姐、麻醉科醫師、刷手、外科醫師準備防護衣時，我想到清潔人員也應該穿著防護衣打掃才安全，便另外準備了一件。手術結束後我將防護衣交給清潔人員，並提醒他前一檯的病人是愛滋病患者，不要直接摸到使用過的手術單，或其他沾到血的垃圾。看他似懂非懂的穿上防護衣，我才發現，**清潔人員**們和我們醫護一樣，**一直暴露在充滿傳染病、游離輻射的環境裡，卻不一定有危機意識，懂得保護自己。**

有次聽見一位外科醫師對正在打掃的清潔人員說：「沒有你們幫忙，我就沒有乾淨的開刀房可以做手術，辛苦了。」那位清潔人員的表情受寵若驚，讓我想起第一次聽見醫師對我道謝的情境。醫院裡的各個角落都有像他們一樣辛苦、一樣重要的人們，希望每個人都能了解這些人，並且不吝嗇的對他們道出感謝的話。

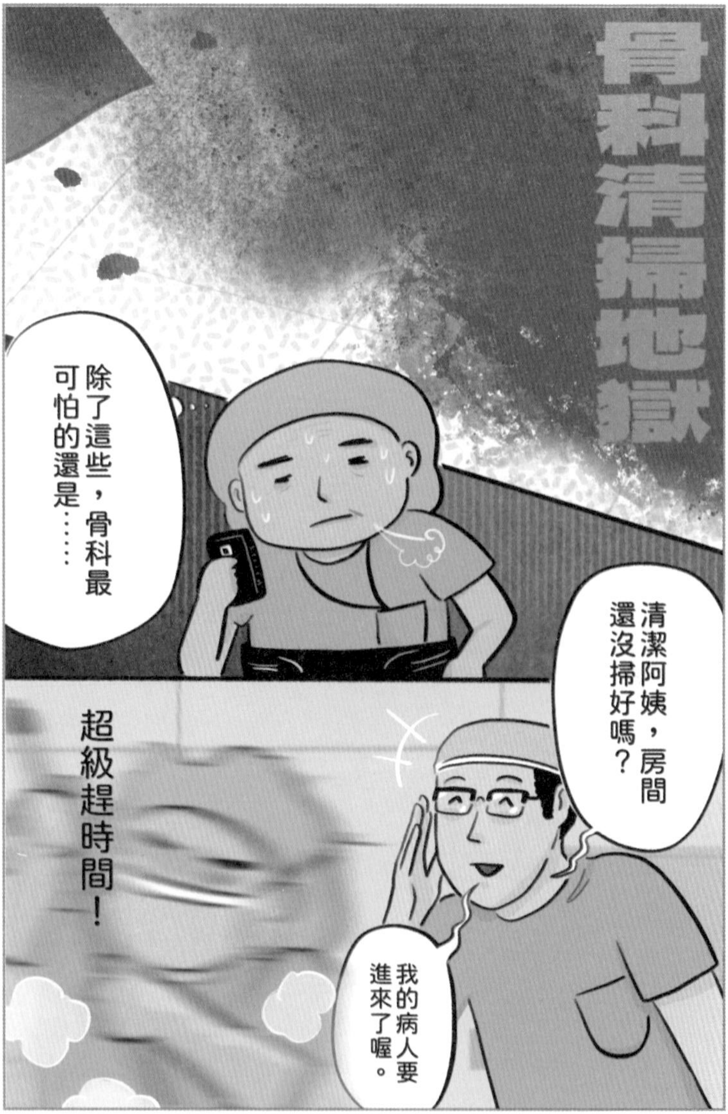
骨科清掃地獄
除了這些，骨科最可怕的還是……
清潔阿姨，房間還沒掃好嗎？
我的病人要進來了喔。
超級趕時間！

每一位病人有乾淨的
手術房可以使用，
全都仰賴清潔
人員的幫忙。
阿姨，十八房可
以來打掃嘍！

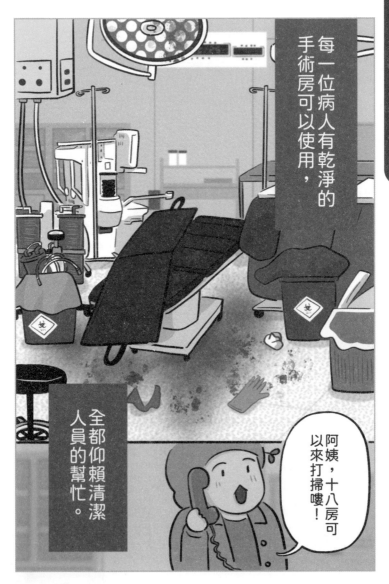

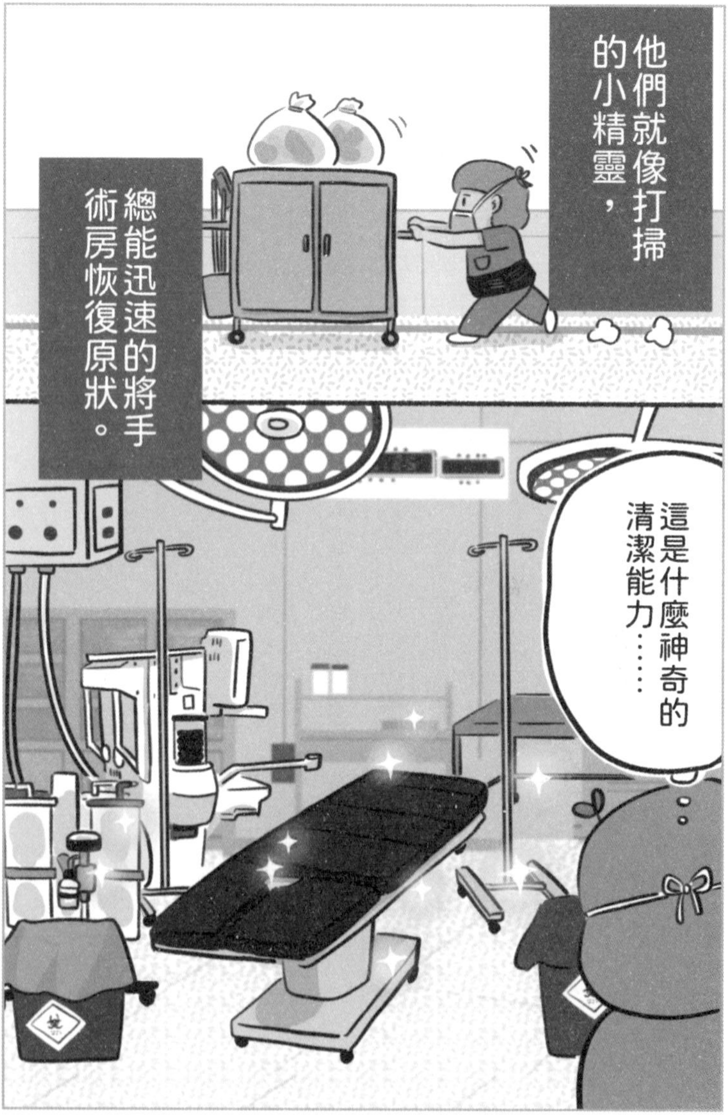
他們就像打掃的小精靈，
總能迅速的將手術房恢復原狀。
這是什麼神奇的清潔能力……

08 手術室裡的大冰箱——骨骼銀行

小時候看醫療劇，對其中一幕用保冷箱運送心臟的劇情印象深刻，那時才知道原來臟器可以移植，還能像食物一樣，放在低溫的環境「保鮮」。

到手術室工作後，因為需要輪值器官捐贈的班別，發現人體能夠移植的器官有很多種，包括肝臟、肺臟、腎臟、皮膚、眼角膜等，連骨頭和韌帶都能移植。而且骨頭不像其他臟器保存時間多半不超過一天，能夠放在冰箱裡保存兩年，等需要異體骨（非自體骨骼）移植時再從冰箱取出使用，比其他臟器更方便，所以有管理和存取骨頭的「骨骼銀行」（Bone bank）。

骨骼銀行是一個攝氏零下八十度的大冰箱，用來保存捐贈的四肢骨頭、韌帶、肌腱。取得來源有兩種，一種是接受髖關節及膝關節手術，切下後剩餘的骨頭；另一種是病人往生後捐贈。為了避免病人在接受異體骨移植後感染，捐贈的骨頭需要經過多重檢驗才能存入庫中，並有專人定期管理。

保存每位捐贈天使的大愛

異體骨移植已經有數十年的歷史，是常見且普及的一種手術方式。當病人因為手術造成骨骼大量流失，例如因骨癌而挖除有癌細胞的骨頭，這時需要足夠強度的骨骼塊來幫助重建，就能使用骨骼銀行裡的骨頭進行異體骨移植。

取用過程有點像做菜，從冷凍庫拿出來的食材要退冰才能料理，骨骼銀行取出的骨頭也一樣，要先泡在無菌生理食鹽水裡退冰，再依照病人需要取用的形狀、大小切割，填補關節缺損的空間。

無獨有偶，腦神經外科也有骨骼銀行，只是他們保存的不是四肢的骨骼和韌帶，而是頭蓋骨。當病人因為腦部出血、水腫，造成顱內壓力過高，有時會做顱骨切除手術替大腦減壓，切下來的頭蓋骨便會暫時存放在骨骼銀行裡，在病情穩定後再植回病人的頭顱。

有天瀏覽新聞時，被一則關於隆鼻手術爭議的標題吸引——隆鼻後才知用「死人骨頭」，女子怒提告求償。難得看見新聞提及異體骨移植手術，卻把往生者捐贈的骨頭稱作「死人骨頭」，不僅對捐贈的往生者不尊重，也會讓需要使用異體骨移植的病人有疑慮。

臺灣人多有死後保留全屍的觀念，普遍對於器官捐贈的意願不高，加上器捐需要符合多項條件，所以每一次取得骨頭的機會都非常珍貴，一位捐贈者提供的異體骨骼可以造福多位患者，幫助他們重建肢體，甚至陪伴度過一生，所以在使用骨頭時，我都會在心裡默默感謝這位無私的捐贈者。

很多人不知道有骨骼銀行這樣的單位，當然更不認識負責管理骨骼銀行的工作人員。骨骼銀行需要配合手術室上班的時間，管理人員最好有外科醫學知識，並能彈性配合大體捐贈時臨時出勤排班。因為人手不足，便指派手術專責護理師兼任管理骨骼銀行，讓他們除了平時外科跟刀的工作之外，同時還要管理骨骼出入、定期清理、整理冰箱內的骨頭等，任何關於骨骼銀行的雜事都由他們包辦，但沒有額外的薪水或津貼。近年開始有專門管理的人員接手，專責護理師們才終於卸下這個責任。

我想藉著本書的機會，給那些年無償負責管理的專責護理師們一點特寫，感謝有你們，才讓骨骼銀行運作順利，捐贈者的愛心有人接手整理，手術室醫護們得以方便取用，也讓更多病人因此受惠。

手術室小百科——移植的器官能保存多久？

人體能夠移植的器官很多，包括肝臟、肺臟、腎臟、皮膚、眼角膜、骨頭和韌帶等，每種器官能夠冰存的時間不一，心臟為四至六小時，腎臟為二十四至三十六小時，肺臟為六至八小時，肝臟為十二小時，骨頭及韌帶則可達兩年，因此大體捐贈時會按照保存期限長短，安排取器官的先後順序。

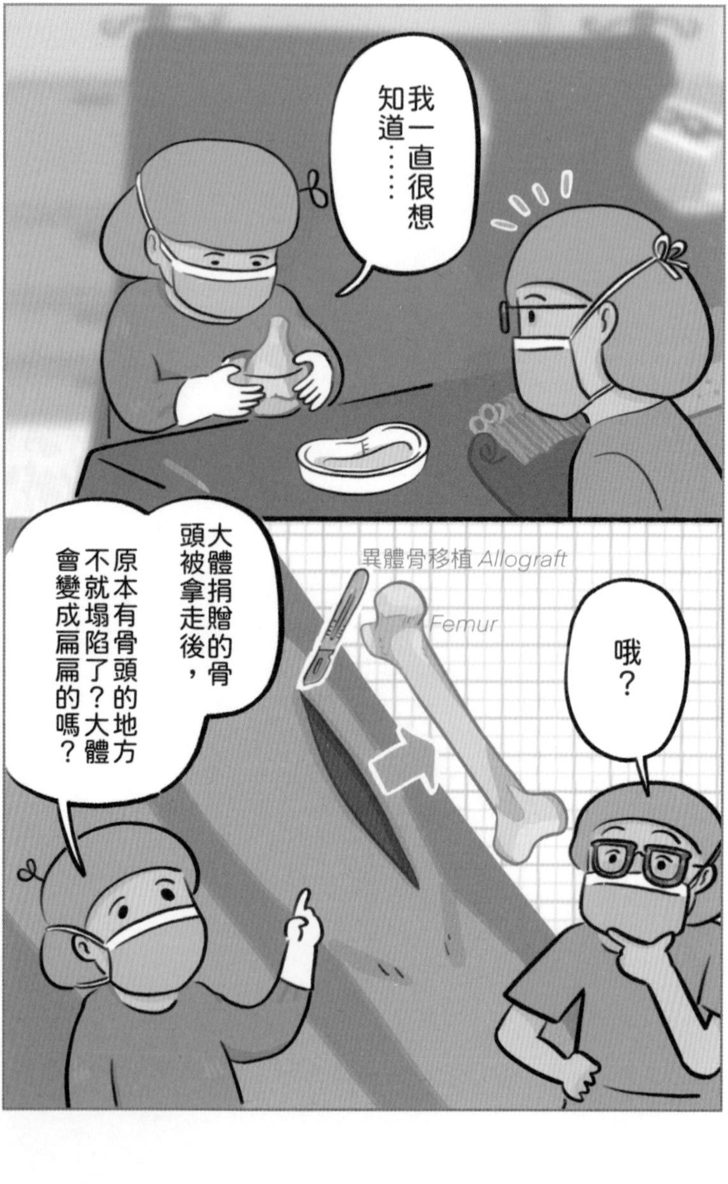
我一直很想知道……
哦？
大體捐贈的骨頭被拿走後，原本有骨頭的地方不就塌陷了？大體會變成扁扁的嗎？
異體骨移植 Allograft
Femur

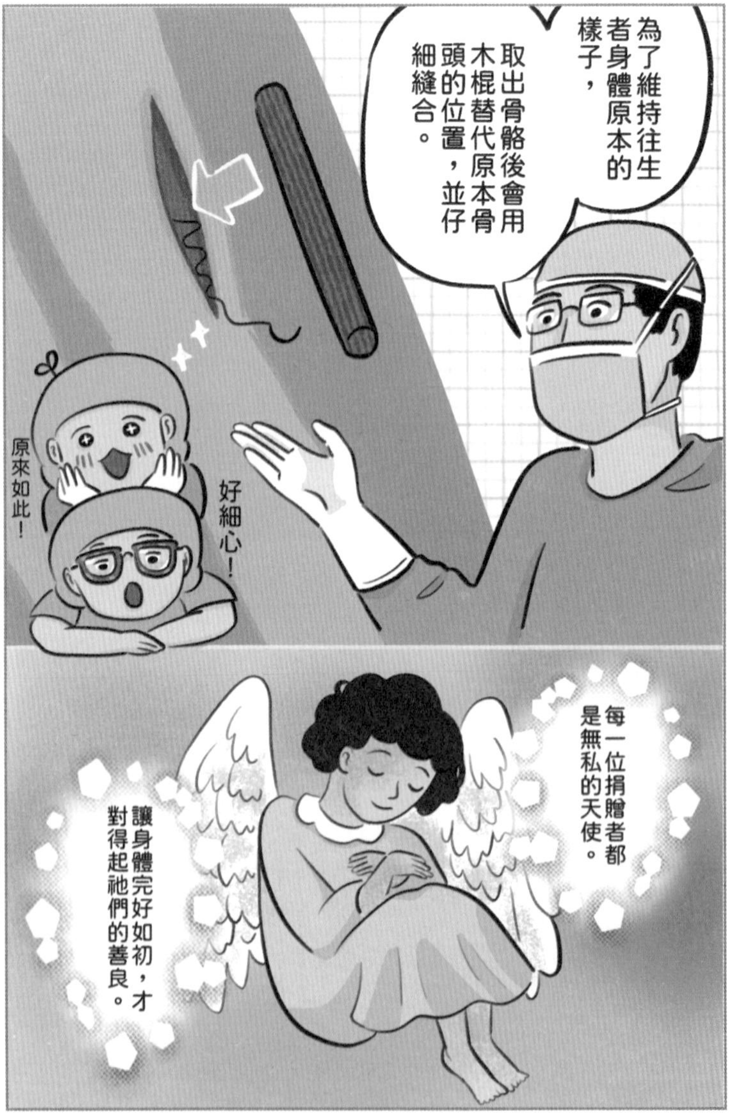
為了維持往生者身體原本的樣子，
取出骨骼後會用木棍替代原本骨頭的位置，並仔細縫合。
好細心！
原來如此！
每一位捐贈者都是無私的天使。
讓身體完好如初，才對得起祂們的善良。

如何保存移植的骨頭和韌帶

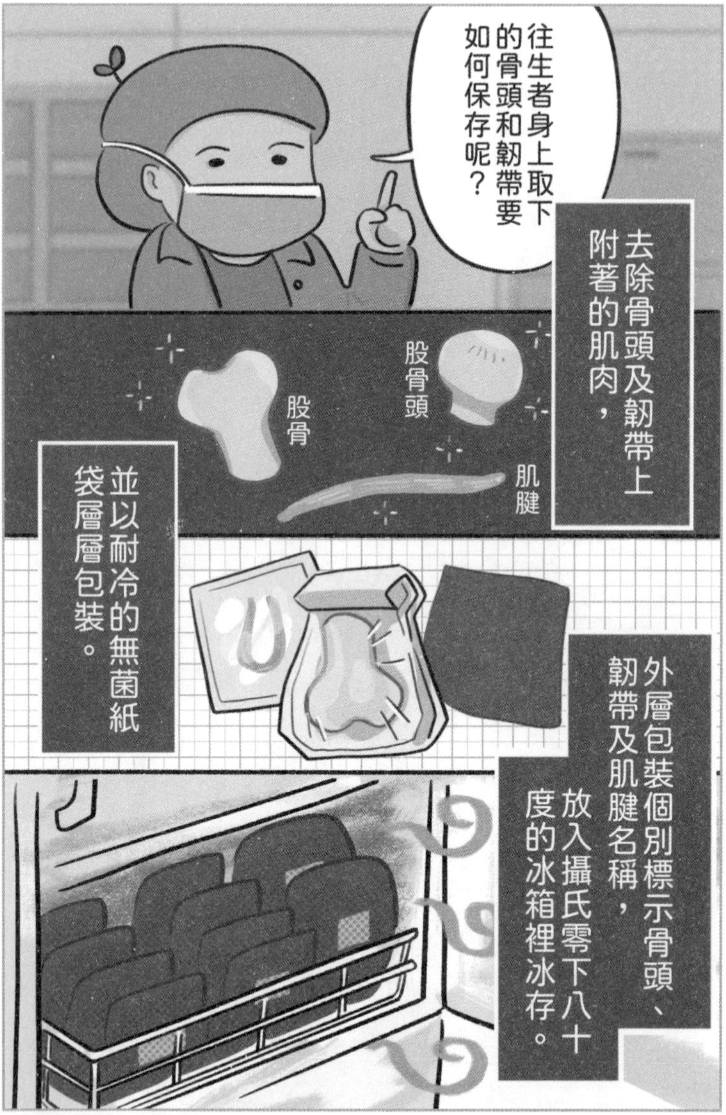
往生者身上取下的骨頭和韌帶要如何保存呢？
去除骨頭及韌帶上附著的肌肉，
股骨頭
股骨
肌腱
並以耐冷的無菌紙袋層層包裝。
外層包裝個別標示骨頭、韌帶及肌腱名稱，
放入攝氏零下八十度的冰箱裡冰存。

09 醫界也有交換醫師

我曾任職的醫院，外科手術技術在國際間占有一席之地，許多國外醫師會藉由交換醫師的機會來臺灣觀摩手術，藉此學習新知，並促進國際學術交流。

來交換的醫師國籍很廣泛，有中國、美國、日本、印度、土耳其，甚至還有蘇丹來的醫師，其中印度交換醫師的外型最讓我印象深刻。按照規定，進入手術室必須戴拋棄式髮帽，但因為他們頭上會纏著厚重的纏頭巾，頭髮已經包起來了，乾脆就不戴髮帽（有些科別的手術傷口本身就不是完全無菌，無菌要求就不那麼嚴謹，像是泌尿科或直腸科），在手術室的走廊上看起來相當突兀。

除了中國人及學過中文的交換醫師，我們都用英語溝通，但畢竟不是母語，所以在基本的打招呼和確認手套尺碼之後，很少與交換醫師對話，有時會形成我們同事自己聊得很起勁，交換醫師因為語言不通而很沉默，看起來也格外的孤單。有些貼心、英文又好的主治醫師會在手術時與他們聊天，有次適逢端午節，因為要解釋醫院會放連假，醫師便用英文說了屈原的故事，以及吃粽子、划龍舟的由來，我在一旁遞器械，也順便聽了一檯手術時間的英文聽力課程。

溝通上比較棘手的，是日本來的交換醫師，日式腔調的英文不容易理解，我說的英文對方也常聽不太懂。有次我求助一旁滑手機的住院醫師，沒想到醫師居然可以用流暢的日語和日本醫師對話，雖然只是簡單詢問：「跟哪一位醫師的手術？」、「戴什麼尺碼的手套？」還是讓我覺得講日語時的醫師比平常帥氣十倍。

觀摩手術、儀器、制度和餐廳

交換醫師在臺灣不能執行任何醫療行為，只能觀摩主治醫師看診、檢查，手術時可以一起上手術檯觀看開刀過程、討論及經驗分享。曾經有位交換醫師，對我們使用的針筒狀沖洗器非常感興趣，還拿出手機想拍照，因為他們的醫院沒有這個東西。

沖洗器是手術室裡常見的材料之一，長得像放大版的空針，只是空針後端推藥的內芯換成空心的球狀體，藉由按壓球體可以將溶液吸入針筒內，也能從針筒噴出具有壓力的水柱，方便在手術時沖洗傷口。每天都在使用沖洗器的我們，無法想像居然有醫院沒有這項材料。後來主治醫師讓我送一支全新的沖洗器給交換醫師，我當時想，會不會是那位交換醫師所在的醫院太先進，才沒看過如此原始的沖洗工具？

觀摩完一整檯手術後，交換醫師也會到手術室餐廳用餐。在餐廳裡觀察他們也很有意思，日本醫師對於手術室裡有飲料、零食販賣機相當意外，還拿出手機拍照；印度醫師很少在餐廳出現，不知道是否和飲食文化有關；最有趣的是，除了中國和日本的醫師，其他國家的交換醫師都不喜歡吃便當，但可以接受肉燥口味的泡麵。

單位裡也有醫師去日本、韓國短暫交換，他們讚嘆日、韓手術室裡有各種新穎的器械和儀器，手術時會有兩位刷手護理師跟刀，而且都有非常漂亮的眼妝；相比之下，我們用著反覆修繕的器械，手術床還購買廠商的過季款，跟刀的刷手永遠只有一個，還每天累到懶得化妝，著實輸得徹底。但我私心認為，從另一個角度想，這樣的環境仍能維持享譽國際的健保制度和醫療品質，才是值得國外交換醫師觀摩的地方。

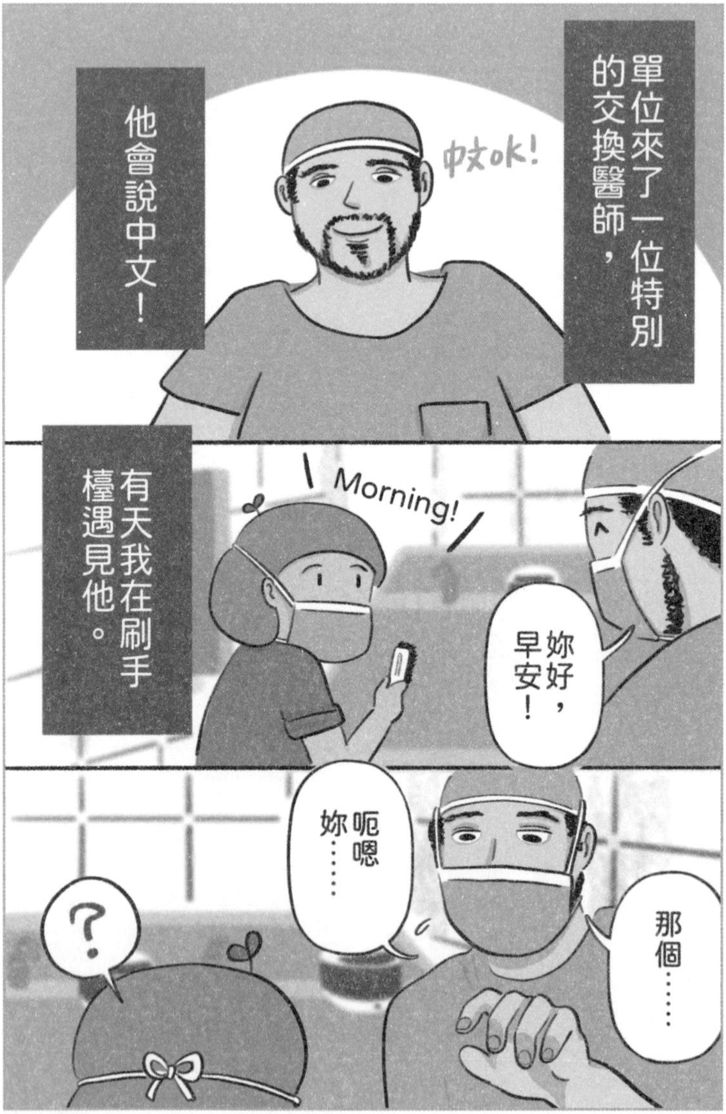
單位來了一位特別的交換醫師，
他會說中文！
中文ok!
有天我在刷手檯遇見他。
妳好，早安！
Morning!
那個……
呃嗯妳……
?

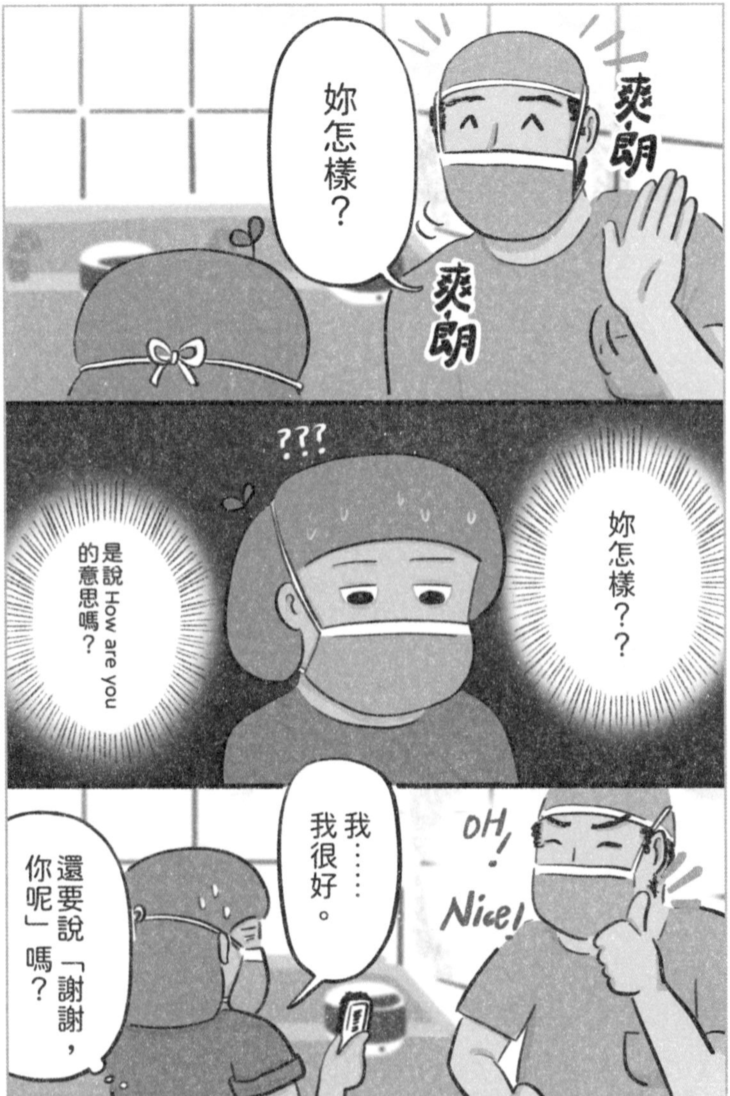
爽朗
妳怎樣？
爽朗
???
妳怎樣？？
是說 How are you的意思嗎？
OH!
Nice!
我……我很好。
還要說「謝謝，你呢」嗎？

後記
離開，是為了追求更大成長

剛畢業時，我對自己的職涯規畫沒什麼想法，雖然履歷上可以洋洋灑灑的寫出看似有邏輯且可行性高的規畫，但這都是還沒進入職場前的自我期許與幻想。真正成為白色巨塔中的一顆小螺絲後，工作壓力的現實爆擊，讓我不敢奢望任何長遠發展，只求能夠撐過兩年就好，因為當時有簽下合約，只要留任滿兩年就能領獎金。

這合約也是醫院為了提升護理人員留任意願所推出的政策，當時一起進入醫院工作的同學，都有簽下這份像賣身契的合約，彼此鼓勵只要在醫學中心工作兩年，之後就能藉著這個經歷跳槽，殊不知，結果我在手術室裡待了不只兩年的時間。

踏入職場的第一年，我花了許多時間和心思去適應，幾乎所有重心都放在工作上，上班日的活動範圍侷限於醫院宿舍到工作單位，假日都在補眠。第二年，在逐漸上軌道之後，儘管工作量大到令人身心俱疲，也能從中挖掘到屬於自己的成就感，下班後開始有餘裕探索有興趣的事物，穩定的薪水也讓我感到安逸。

大約在工作四年後，和自己同年進單位的醫師，已經從小住院醫師變成穿長袍的主治醫師，反觀自己，除了寫報告晉升後調漲了微薄的底薪，其餘的都和四年前沒有太大差別，一樣做著刷手和流動護理師的工作，偶爾擔任控管人力的小組長。往後四年的工作內容和薪水也是可預期的，這是我第一次感覺到停滯不前，也就是大家常說的職業倦怠。而且矛盾的是，當初為了勝任工作做了很多努力，卻在熟悉所有作業流程後，對不再有變化的環境感到倦怠。

在一次手術結束後、等待病人麻醉甦醒的時間，我和刷手學妹、麻姐不約而同的聊到，對於目前工作狀態感到迷惘的心情。想換工作不全然是因為臨床工作很辛苦，而是羨慕即將離職的同事有新目標、新成就，雖然跳脫舒適圈需要經歷新的適應和磨練，卻也因此有了新的視野。

「離職後不知道要做什麼，所以一直不敢離職。」當時聊到這裡，剛好病人甦醒了，大家便各自繼續手邊的工作，而我將這件事留在心上，才知道原來其他同事也有一樣的煩惱。

我和當時的刷手學妹及同事相繼在幾年後離職，有人申請打工度假簽證去國外工作，有人到不同的醫療院所繼續擔任護理師，也有人成為醫療材料的業務，每個人都說在適應期時偶爾會有後悔的念頭，但是繼續待在不怎麼舒適的舒適圈，以後可能會更後悔。我沒有做縝密的離職後規畫，脫下小綠人裝束後，我將時間都放在熟練繪圖軟體和畫漫畫上，粉專的圖文更新頻率增加，粉絲數也有了突破性的成長，逐漸開始有合作推廣和委託繪圖的機會，我的漫畫也被更多人看見。

記得在選填學校志願時，因為美工設計學系所費不貲，而且畢業後就業不易，所以轉而選擇了大人眼中就業保證的護理系，當時心想：「只要有穩定的工作，就能學畫圖並完成擁有自己插畫書的夢想吧？」現在回頭看，發現自己正在當初想像的道路上，雖然中間經過好長一段時間，感覺好不真實，但想起離職那天醫師同事對我說：「要學著做些不習慣的事，那才是成長。」就會很慶幸自己跨出了那一步，獲得新的體驗、新的生活，不再停滯不前。

國家圖書館出版品預行編目（CIP）資料

手術室裡的小綠人：麻醉後、恢復前，我們在忙什麼？這裡需要讀心與高速換檯，一個只有自己人的工作日常。／手術室小綠人 Apple 著. -- 初版. -- 臺北市：大是文化有限公司，2025.02
256 面；14.8×21 公分
ISBN 978-626-7539-57-6（平裝）

1. CST：手術室　　2. CST：通俗作品

416.31　　113015209

Style 102

手術室裡的小綠人

麻醉後、恢復前，我們在忙什麼？這裡需要讀心與高速換檯，一個只有自己人的工作日常。

作　　者｜手術室小綠人Apple
責任編輯｜宋方儀
校對編輯｜陳竑悳
副總編輯｜顏惠君
總 編 輯｜吳依瑋
發 行 人｜徐仲秋
會 計 部｜主辦會計／許鳳雪、助理／李秀娟
版 權 部｜經理／郝麗珍、主任／劉宗德
行銷業務部｜業務經理／留婉茹、專員／馬絮盈、助理／連玉
　　　　　行銷企劃／黃于晴、美術設計／林祐豐
行銷、業務與網路書店總監｜林裕安
總 經 理｜陳絜吾

出 版 者／大是文化有限公司
臺北市 100 衡陽路 7 號 8 樓
編輯部電話：（02）23757911
購書相關資訊請洽：（02）23757911 分機 122
24小時讀者服務傳真：（02）23756999
讀者服務 E-mail：dscsms28@gmail.com
郵政劃撥帳號：19983366　戶名：大是文化有限公司

香港發行／豐達出版發行有限公司 Rich Publishing & Distribution Ltd
地址：香港柴灣永泰道 70 號柴灣工業城第 2 期 1805 室
Unit 1805, Ph. 2, Chai Wan Ind City, 70 Wing Tai Rd, Chai Wan, Hong Kong
電話：21726513　傳真：21724355
E-mail：cary@subseasy.com.hk

封面設計／走路花工作室
內頁排版／吳禹安
印　　刷／鴻霖印刷傳媒股份有限公司

出版日期／2025 年 2 月初版
定　　價／新臺幣 399 元（缺頁或裝訂錯誤的書，請寄回更換）
I S B N／978-626-7539-57-6
電子書ISBN／9786267539538（PDF）
　　　　　9786267539545（EPUB）